Werner Horn, Ernst Buchberger (Hg.)

Wissenschaft und Medizin

Werner Horn, Ernst Buchberger (Hg.)

Wissenschaft und Medizin

Ein Lehrbuch für das erste Spezielle Studienmodul (SSM 1) – Block 7

16., aktualisierte Auflage

Autoren der Einzelbeiträge:

Ernst Buchberger
Peter Chiba
Helmut Dollfuß
Walter Gall
Werner Horn
Michael Kundi
Franz X. Lackner
Marian Miehl
Christoph Rinner
Timothy Skern
Andreas Sönnichsen
Thomas Sycha
Harald Trost

alle Autoren:

Medizinische Universität Wien

facultas

Bibliografische Information der Deutschen Nationalbibliothek

Die Deutsche Nationalbibliothek verzeichnet diese Publikation in der Deutschen Nationalbibliografie; detaillierte bibliografische Daten sind im Internet über http://dnb.d-nb.de abrufbar.

16., aktualisierte Auflage 2019

Satz & Druck: Facultas Verlags- und Buchhandels AG
Umschlag: © jxfzsy – istockphoto.com
Printed in Austria
ISBN 978-3-7089-1894-5

INHALTSÜBERSICHT

Einleitung – Wissenschaft und Medizin

Von Werner Horn

In immer stärkerem Maße ist es für uns heute möglich, Informationen zu nahezu allen Gebieten der Medizin innerhalb weniger Minuten zu beschaffen. Die in früheren Zeiten sehr mühevolle Beschaffung von Informationen und Wissen, das wissenschaftlich fundiert ist und den aktuellen Stand der Forschung reflektiert, ist auf Grund der technologischen Entwicklung durch Smartphones, Tablets und Notebooks heute jederzeit und nahezu überall möglich. Wir finden zu jeder Frage eine Vielzahl von Dokumenten – für uns ist es heutzutage dringlicher, zu bewerten, welche Information korrekt ist und dem aktuellen Stand der Wissenschaft entspricht.

Die im ersten Speziellen Studienmodul (SSM 1) behandelten Themen sollen Ihnen die Methoden und Instrumente aufzeigen, die Ihnen helfen, einen klaren Blick auf wissenschaftlich korrektes Handeln zu erlangen. Damit sollen Sie auch verstärkt die Möglichkeit erhalten, die vorher genannte notwendige Bewertung gefundener Information besser vornehmen zu können. Nicht zuletzt sollen Sie den ersten Schritt zu wissenschaftlichem Handeln erlernen, um damit den Weg zu Ihrer abschließenden wissenschaftlichen Arbeit im Rahmen des Studiums der Human- oder Zahnmedizin – der Diplomarbeit – zu beginnen.

Einer der wesentlichsten Aspekte der Medizin ist das ethisch einwandfreie und professionelle Handeln und Verhalten. Daher stellt die MedUni Wien „Good Scientific Practice" in den Vordergrund und definiert Forschungstätigkeit unter folgendem Motto: „Das gemeinsame Ziel muss eine dem Gemeinwohl verpflichtete, nach wissenschaftlichen und ethischen Kriterien integre, transparente und im internationalen Wettbewerb auch erfolgreiche Wissenschaft darstellen." (MedUni Wien Homepage, acc.17.07.2019). Die wesentlichen Elemente, die professionelles wissenschaftliches und ethisch einwandfreies Handeln begründen, werden im SSM1 behandelt.

Das erste Spezielle Studienmodul beginnt daher mit der Frage „Wie entsteht Wissen?". Das erste Kapitel behandelt die verschiedenen Aspekte, die Medizin als Wissenschaft charakterisieren. Wie sind wissenschaftliche Entscheidungen begründet? Was unterscheidet eine wissenschaftliche von einer nicht-wissenschaftlichen oder pseudowissenschaftlichen Methode? Dies führt uns zu methodischen Grundlagen der medizinischen Wissenschaften. Hier wird sowohl das Prinzip der medizinischen Forschung dargestellt, als auch die Vorgangsweise klargelegt, die von einer interessanten Idee bzw. Problemstellung zu einem fundierten Forschungsprojekt führen. Das hat insofern besondere Bedeutung, da dieser Weg dann auch letztendlich in der Projektstudie in SSM 3 und in der nachfolgenden Diplomarbeit von allen Studierenden der Humanmedizin beschritten wird.

Wie entstehen wissenschaftliche Ergebnisse? Die Basis jeder wissenschaftlichen Erkenntnis ist die Beobachtung. Die Beobachtung führt uns zur Generierung von Hypothesen. Die unterschiedlichen Arten von klinischen Studien helfen uns diese Hypothesen zu prüfen und daraus neue wissenschaftliche Erkenntnisse zu gewinnen.

Wie komme ich zu diesen wissenschaftlichen Ergebnissen? Wir wollen möglichst schnell, komfortabel und übersichtlich zu aktuellen Forschungsergebnissen Zugriff haben. Einen Leitfaden zur praktischen Durchführung solcher Recherchen bildet das Kapitel „Medizinische Informationssuche". Es fokussiert auf das Auffinden wissenschaftlicher Artikel zu einem Thema mittels Pubmed. Die nutzbaren Methoden, um die gefundenen Artikel auf jene Menge einzuschränken, die für die Fragestellung wirklich relevant ist, bilden dabei ein wesentliches Thema. Eine Übersicht über medizinische Datenbanken, die neben Literatur auch viele andere wichtige medizinische Informationen zur Verfügung stellen, rundet das Kapitel ab. Wie man vom gefundenen Artikel zum Volltext dieser Arbeit gelangt, wird im Spektrum der elektronischen Zugriffsverfahren der Universitätsbibliothek vorgestellt. Wenn ich dann letztendlich viele interessante Artikel gefunden und gelesen habe, dann möchte ich sie auch möglichst komfortabel verwalten. Das Kapitel „Literaturverwaltung" stellt Softwareprogramme vor, die es erlauben, gefundene Literatur zu verwalten, um diese dann in den eigenen Artikeln selektiv und strukturiert zitieren zu können.

Kann ich bewerten, ob eine gefundene Information wissenschaftlich fundiert ist? Eine wesentliche Grundlage dafür bilden statistische Verfahren. Eine detaillierte Vorstellung statistischer Methoden erfolgt im SSM 2. Einen ersten Blick, worauf wir achten sollten, wenn wir eine Darstellung einer Statistik analysieren, vermittelt das Kapitel „Analyse statistischer Verfahren für die Biomedizin". Hier erhalten Sie das notwendige Vorwissen, um danach im Wahlpflichtfach von SSM 1 gefundene Arbeiten besser interpretieren zu können. Eine wesentliche Quelle wissenschaftlich fundierter Arbeiten, die den Stand der Wissenschaft wiedergeben, ist „Evidence-Based Medicine (EBM)". Zielsetzung ist der Gebrauch der gegenwärtig besten Beweise aus der medizinischen Forschung für Entscheidungen, die die Versorgung einzelner Patientinnen und Patienten betreffen. Die

Funktionsweise von EBM und die dabei verwendeten Bewertungsmaße werden in diesem Kapitel dargestellt.

Die wichtigen ethischen Prinzipien, ethische Codices und Fragen des wissenschaftlichen Fehlverhaltens werden im Kapitel „Wissenschaft und Ethik" behandelt. Der prominente Stellenwert wurde bereits vorher betreffend Good Scientific Practice hervorgehoben. Zu ethisch einwandfreiem Verhalten gehört auch insbesondere die Einhaltung datenschutzrechtlicher Vorschriften. Daher wird im Kapitel „Datenschutz" das Prinzip schützenswerter Daten erläutert und die damit verbundenen rechtlichen Vorschriften vorgestellt. Da Studierende der Medizin insbesondere bei der klinisch-praktischen Tätigkeit im Rahmen ihrer Ausbildung neben der ärztlichen Verschwiegenheitspflicht auch der datenschutzrechtlichen Verschwiegenheitspflicht unterliegen, ist die Kenntnis dieser Bestimmungen ein wesentliches Element.

Neben den immensen Möglichkeiten der Wissenschaft und den vielfältigen interessanten Fragenstellungen, die man versucht mit wissenschaftlichen Methoden zu bearbeiten, muss man sich bewusst sein, dass es Grenzen gibt. Die Grenzen und Schwachpunkte der medizinischen Wissenschaften gilt es zu erkennen, um durch entsprechende Maßnahmen zur Qualitätskontrolle einen möglichst hohen Standard der wissenschaftlichen Ergebnisse zu erreichen. Ein wesentlicher Punkt ist dabei die Vermeidung systematischer Fehler.

Der Inhalt von SSM 1 dient dazu, den ersten Schritt zum wissenschaftlichen Arbeiten aufzuzeigen. Die vorgestellten Grundlagen von „Wissenschaft und Medizin" leiten zur ersten praktischen Arbeit im Rahmen des Wahlpflichtfaches über, in dem zu einem gewählten Thema Literaturrecherche, zusammenfassende Darstellung eines Themenkomplexes und Präsentation der gefundenen Ergebnisse exemplarisch geübt werden. Die Weiterführung des wissenschaftlichen Zweiges erfolgt danach im Block „Methoden der Medizinischen Wissenschaften (SSM 2)", in der „Projektstudie (SSM 3)", sowie in den „Methodenseminaren (SSM 4)", die die Arbeit an der Diplomarbeit vorbereiten und begleiten.

Mein besonderer Dank gilt allen Autoren der Beiträge, den Herausgebern der früheren Auflagen dieses Buches, Robert Trappl und Harald Trost, sowie Ana Mendes und Sabina Sabic für die aufwändige gestalterische Arbeit bei der Zusammenstellung des Buches.

Wie entsteht Wissen?

Von Michael Kundi

Lernziele

- Die individuellen Motive zum Wissenserwerb deutlich machen;
- die Faktoren zusammenzufassen, die für die Wahl von Forschungsthemen bedeutsam sind;
- ansatzweise die gesellschaftlichen und ethischen Probleme zu verstehen, die mit medizinischer Forschung verbunden sind;
- erkennen, dass die Medizin als Wissenschaft und als praktische Tätigkeit die Aufgabe hat, Probleme zu lösen;
- verstehen, dass Mediziner als Wissenschaftler/innen die Aufgabe haben, ihr Handeln rational zu begründen;
- die verschiedenen Aspekte des Wissens zu erkennen, die bei Diagnose, Therapie und Prävention eine Rolle spielen;
- verstehen, dass wissenschaftliche Entscheidungen in der Medizin im Allgemeinen auf Wahrscheinlichkeitsurteilen beruhen;
- Kritik als das wesentliche Element der wissenschaftlichen Medizin erkennen;
- den hypothetischen Charakter wissenschaftlicher Aussagen erkennen und daraus die Folgerungen für die medizinische Praxis und den Forschungsbetrieb insgesamt ziehen;
- die Falsifikation als Grundlage des Erkenntnisfortschritts begreifen;
- den Unterschied zwischen Wissenschaft und Pseudowissenschaft erklären können;
- den Unterschied zwischen deduktiven und induktiven Schlüssen erläutern können;
- die Bedeutung des Hempel-Oppenheim Paradigmas für die Erfüllung der Aufgaben der Wissenschaft (Erklären, Vorhersagen, Beeinflussen) verstehen.

Das bekannte Klinische Wörterbuch „Pschyrembel“ definiert Medizin so:

> Medizin ist die Wissenschaft vom gesunden und kranken Menschen, von den Ursachen, Wirkungen und der Vorbeugung und Heilung der Krankheiten.[1]

Die Medizin ist eine integrative Wissenschaft. Sie erfordert Kenntnisse aus vielen anderen Bereichen der Wissenschaft. Dazu zählen insbesondere Mathematik, Physik, Chemie, Biologie und Psychologie. In wachsendem Umfang sind auch Kenntnisse aus Computerwissenschaften, Rechtswissenschaften, Soziologie und Ökonomie erforderlich. Philosophie und darunter vor allem Erkenntnistheorie und Ethik sind von großer Bedeutung für alle Wissenschaft treibenden und natürlich auch für den Mediziner.

Wenn wir die Frage stellen, wie Wissen entsteht, dann ist damit nicht nur der individuelle Vorgang gemeint, dieser ist Gegenstand der Psychologie, sondern wie jenes Wissen entsteht, das aus bestimmten Erfahrungen das macht, was wir dann Wissenschaft nennen.

Auf der individuellen Ebene können wir unterschiedliche Arten von Motiven erkennen, die dem Wissenserwerb zugrunde liegen. Man kann diese in zwei Klassen einteilen:

- Intrinsische Motive: ihnen liegt das reine Streben nach Erkenntnis zugrunde, einer Neugier, die keine anderen Wurzeln hat, als die Lösung eines Problems zu fördern und Erkenntnis um ihrer selbst willen zu generieren.
- Extrinsische Motive: Bei diesen Motiven werden andere Ziele als allein die Erkenntnis angestrebt. Das Streben nach einem hohen Status in der Gesellschaft, das Streben nach Reichtum, nach Macht, aber auch das Streben danach, anderen zu helfen, Krankheiten zu heilen.

In einer Befragung von deutschen Medizinstudenten wurden Motive zum Studium der Medizin erhoben.[2] An erster Stelle bei Männern wie Frauen lag der Wunsch, mit anderen Menschen gemeinsam zu arbeiten und der Wunsch, den Menschen zu helfen. Im Mittelfeld lag das Motiv, wissenschaftlich zu arbeiten und im hinteren Drittel lagen die Verdienstmöglichkeiten. Studenten der Medizin nehmen eine lange Ausbildungszeit in Kauf, um ihre Motive zu verwirklichen. Zusätzlich zum vergleichsweise langen Studium ist die anschließende praktische Ausbildung ins Kalkül zu ziehen. Diese Belastungen sind nur zu verkraften, wenn die Motive stark genug sind, um trotz der Widrigkeiten das Ziel weiter anzustreben.

---

[1] Pschyrembel, Klinisches Wörterbuch, De Gruyter, 2010

[2] Sönnichsen et al. Z Alg Med 81:222–225, 2005

Unvergleichlich schwieriger und aufwendiger ist jedoch jener Vorgang, der Wissen erzeugt, das wir als wissenschaftlich bezeichnen. Er erfordert das Zusammenwirken vieler einzelner Wissenschaftler/innen und den Rückgriff auf das tradierte Wissen von Generationen von Wissenschaftler/innen.

Wissenschaftliche Forschung erfolgt gewöhnlich nicht ohne Einsatz von erheblichen Ressourcen. Woher diese stammen, welche Interessen damit verfolgt werden und wem die gewonnen Erkenntnisse nützen, werden immer wichtigere Fragen, wenn die Mittel knapper werden. Aus diesem Grund ist es eine ethische Verpflichtung, bei wissenschaftlichen Veröffentlichungen die erhaltenen Unterstützungen offen zu legen und etwaige Interessenskonflikte anzusprechen. In der Medizin ist es in den letzten Jahren üblich geworden, dass Wissenschaftler/innen, die an bedeutsamen Entwicklungen (etwa dem Human Genome Project) beteiligt waren, Firmen zur Verwertung dieser Erkenntnisse gegründet haben. Das ist durchaus legitim, muss aber bekannt sein, um eine ausgewogene Beurteilung der Forschungsresultate zu ermöglichen (siehe dazu auch das Kapitel über Evidence-Based Medicine).

Da es unzählige ungelöste Probleme in der Medizin gibt, ist die Auswahl der Probleme, denen sich die Forschung widmet, von zentraler Bedeutung. Leider ist es nicht immer so, dass die für die Gesundheit der Bevölkerung dringendsten Probleme auch die höchste Aufmerksamkeit in Forschung und Entwicklung erhalten. Steuernde Faktoren sind dabei einerseits wissenschaftsinterne Gesetzmäßigkeiten: Mit welchen Themen kann man mit dem geringsten Einsatz den größten Erfolg erzielen. Da der Erfolg in der Medizin häufig anhand von Veröffentlichungen in sogenannten Top-Journalen[3] gemessen wird, bringen wissenschaftliche Leistungen in Disziplinen mit einem kleinen Wirkungskreis von vornherein in dieser Hinsicht weniger. Auch die zunehmende Spezialisierung, die zu einem immer stärkeren quantitativen Wachstum des Wissens oft ohne entsprechende qualitative Verdichtung führt, beeinflusst die Wahl der Forschungsthemen. Vermutlich noch größere Bedeutung als diese Faktoren haben aber ökonomische Bedingungen. Da die Kosten für die Forschung etwa zur Entwicklung neuer Therapien enorm hoch sind, können diese nur aufgebracht werden, wenn der Staat (das heißt die Allgemeinheit) diese zur Verfügung stellt, oder wenn die Wirtschaft (und hier vor allem die Pharmazeutische Industrie) dafür aufkommt. Letztere kann dies aber nur tun, wenn Aussicht besteht, dass diese Kosten aus der Verwertung der Erkenntnisse wieder herein gebracht werden. Dies trifft besonders Krankheiten, die sehr selten sind und solche, die

---

[3] Das sind wissenschaftliche Zeitschriften, die einen sehr hohen Stellenwert durch die Anzahl von Zitierungen ihrer Artikel genießen. Dies wird mit dem sogenannten Impact-Faktor gemessen.

in Populationen mit geringer Kaufkraft (z.B. in der Dritten Welt) verbreitet sind. Ein besonderes Problem betrifft die Entwicklung von präventiven Verfahren. Einerseits ist ein Fall, der nicht eingetreten ist, nicht individuell vorzeigbar (man kann die Person, die z.B. aufgrund einer Impfung nicht erkrankt ist, nicht namhaft machen, denn niemand kann sagen, ob sie erkrankt wäre, wenn sie die Impfung nicht erhalten hätte). Andererseits führt die Entwicklung präventiver Strategien im Erfolgsfall zur Verhütung von Krankheiten und damit tendenziell zu einer Reduktion der Leistungen des Gesundheitssystems. Deshalb wird diesem Bereich oft weniger Beachtung geschenkt, denn wer sägt schon gern den Ast ab, auf dem er sitzt?

Obwohl internationale Organisationen wie die Weltgesundheitsorganisation in manchen Bereichen der Medizin Forschungsprioritäten veröffentlichen, Interessengruppen ihre Wünsche anmelden und auch Förderungseinrichtungen oder staatliche und internationale politische Einrichtungen (Ministerien, EU-Direktorate etc.) bestimmte Forschungsinteressen z.B. durch Ausschreibungen formulieren, gibt es im Allgemeinen in der Medizin wie in der Wissenschaft insgesamt niemanden, der vorschreibt, was zu erforschen ist und was nicht. Man vertraut auf die Selbstorganisation, weil es im Interesse jedes Mitglieds dieser weltumspannenden Veranstaltung ‚Wissenschaft' liegt, sich mit Problemen zu befassen, die außer ihm/ihr selbst mindestens noch ein paar andere Leute interessiert.

Es ist ein Mythos, dass Wissenschaftler/innen in Abgeschiedenheit und Losgelöstheit von der Mitwelt ihre großen Erkenntnisse gewonnen haben. Solche Mythen werden etwa von Mendelejew, dem ‚Entdecker' des Periodensystems der Elemente, von Gregor Mendel, dem Pionier der Genforschung, und von Robert Koch, dem ‚Entdecker' des „Komma"- und Tuberkelbazillus erzählt. Es kann sein, dass – wie im Fall Gregor Mendels – die Zeit bis zur Würdigung der Forschungsresultate lange währt, aber nie erfolgt die Forschung unabhängig von anderen. Diese Einbettung in ein internationales Geflecht von Beziehungen hat heute einen besonders hohen Stellenwert, weil manche der Forschungen so aufwendig sind, dass sie nicht allein an einer Forschungsstelle, in einem Land durchgeführt werden können. Darüber hinaus ist es manchmal in der Forschung wichtig, unterschiedliche sozioökonomische Bedingungen und unterschiedliche medizinische Systeme und Praktiken einzubeziehen. Das ist aber nur die forschungstechnische und pragmatische Seite von Kooperation in der Wissenschaft. Wir werden weiter unten aufzeigen, in welcher Weise Diskussion und Kritik nicht nur eine Art der Kontrolle darstellen, sondern wesentliche Elemente der Wissenschaft selbst sind. Man kann sogar sagen, dass ohne Diskussion und Kritik Wissenschaft nicht möglich ist.

Das Problem als Ausgangspunkt

Ausgangspunkt der Forschung ist ein Problem. Aber auch in der täglichen Arbeit entstehen bei jedem Patienten Probleme. Der Patient zeigt bestimmte Symptome, die jedoch im Allgemeinen nicht unmittelbar zu einer Diagnose und einer Therapie führen. Es stellt sich die Frage nach den Ursachen der Symptome (das ist das Problem der **Ätiologie**), weiters ergibt sich die Frage nach dem Prozess, der zu den Symptomen geführt hat (das ist das Problem der **Pathogenese**) und schließlich stellt sich die Frage nach den Maßnahmen, die zu einer Heilung oder Linderung führen (das ist das Problem der **Therapie**). Last but not least ist die Frage nach der Verhinderung des Wiederauftretens dieser Krankheit und der Verhütung insgesamt (das ist das Problem der **Prävention**) zu stellen.

Das soll an einem Beispiel erläutert werden:

Angenommen Sie werden zu einem Patienten gerufen. Das 5-jährige Kind hat 39°C Fieber, Halsschmerzen und Schluckbeschwerden und leidet unter Appetitlosigkeit.

Offensichtlich liegt ein Problem vor: Das Kind ist krank und Sie sollen und wollen ihm helfen. Wie kann man das Problem lösen?

Im Laufe der Geschichte haben sich drei Methoden herausgebildet, auf solche Probleme zu reagieren:

- die magische Methode: Es werden bestimmte magische Handlungen vollzogen, die höhere Wesen dazu bringen sollen, entweder das dämonische Werk, das zu der Erkrankung geführt hat, zu unterlassen, oder heilende Kräfte zu mobilisieren, die die Krankheit bekämpfen. Bis heute ist der Volksglaube verbreitet, dass Erkrankungen Strafen der Götter (oder des einen Gottes) sind. Bis ins 19. Jahrhundert war das auch in medizinischen Abhandlungen immer noch ein Thema.
- die nihilistische Methode: Dabei handelt es sich eigentlich nicht um eine Problemlösung, weil keine Aktivitäten gesetzt werden. Es wird darauf vertraut, dass das Problem sich von selbst löst. Diese Methode wurzelt auch manchmal in der Überzeugung, dass jeder Eingriff in den Lauf der Natur sündhaft und schädlich wäre. (Nichtstun ist aber – siehe unten – manchmal durchaus akzeptabel, wenn etwa keine Aussicht besteht, durch therapeutisches Handeln eine Verbesserung zu erzielen, oder wenn die therapeutischen Optionen eine ungünstigere Prognose haben als die Erkrankung selbst – in diesem Fall wendet man oft die Strategie des ‚watchful waitings' an.)
- die wissenschaftliche Methode: Diese Methode errang in der Medizin nach Anfängen in der Renaissance (siehe Kapitel „Klinische Studien – eine Annäherung an Wahr-

heit") erst um die Mitte des 19. Jahrhunderts umfassende Bedeutung. Sie besteht darin, dass alle Handlungen rational begründet werden müssen. Auch die Lücken der Erkenntnis müssen bewusst sein, weil im Allgemeinen Handeln immer unter nicht vollständig bekannten und klaren Voraussetzungen erfolgt. Auch wenn dann die Entscheidung auf ein Nicht-Handeln fällt, ist dieses dann wohlbegründet und nicht eine grundsätzliche Handlungskarenz wie bei der nihilistischen Methode.

Betrachten wir die Vorgangsweise der wissenschaftlichen Medizin im Falle des geschilderten kranken Kindes. Dem zu Hilfe gerufenen Arzt ist aufgrund seines *Hintergrund- und Faktenwissens* sofort klar, dass angesichts der vorliegenden Befunde eine Diagnose nicht gestellt werden kann.

Was ist eine Diagnose? Das Wort kommt aus dem Griechischen und bedeutet „Entscheidung". Im medizinischen Sinn bedeutet Diagnose die Zuordnung von Störungen zu einem Krankheitsbegriff. Warum ist in diesem Fall eine Entscheidung nicht möglich? Weil die Krankheitszeichen zu mehreren verschiedenen Krankheitsbegriffen gehören können! Die Diagnose kann nur gestellt werden, wenn zusätzliche Fakten ermittelt werden. Wie diese zu erheben sind, ist dem Arzt aufgrund seines *Handlungswissens* bekannt. Er nimmt eine Inspektion der Atemwege vor und entdeckt Beläge auf den Tonsillen, die nicht eitrig sind und beim vorsichtigen Abheben bluten. Die Inspektion der regionalen Lymphknoten zeigt klar tastbare Vergrößerungen. Die Auskultation von Lunge und Herzen zeigt keine Auffälligkeiten.

Sein *Regelwissen* über den Zusammenhang zwischen tonsillären Belägen und den übrigen Symptomen mit bestimmten Krankheiten gibt dem Arzt als zunächst zu betrachtende Kandidaten für die Differentialdiagnose drei Möglichkeiten: Tonsillitis, infektiöse Mononukleose, Diphtherie.

Wegen der Tendenz der Eiterstrippchen über die Tonsillen hinauszureichen wäre an eine Streptokokkenangina zu denken. Dagegen spricht aber die Tendenz, bei Abheben zu bluten. Obwohl hohes Fieber typisch für akute Streptokokkenangina ist und der Patient tatsächlich fiebert, ist das Fieber nicht so hoch, wie es dem Krankheitsgefühl entspricht. Das würde zu einer durch das Epstein-Barr-Virus (EBV) hervorgerufenen Angina passen. Darauf führt der Arzt eine Abtastung des Abdomens durch, weil in diesem Fall eine Milzvergrößerung wahrscheinlich ist. Weder Milz noch Leber sind allerdings vergrößert. Auch die Tendenz der Beläge über die Tonsillen hinaus zu gehen, spricht gegen das durch EBV hervorgerufene Pfeiffer'sche Drüsenfieber.

Nun bleibt Diphtherie als Möglichkeit. Da bei uns nahezu alle Kinder geimpft werden, ist Diphtherie eine äußerst seltene Krankheit geworden. Deshalb befragt der Arzt die Eltern, ob das Kind geimpft ist. Es handelt sich um eine Gastarbeiterfamilie aus der Türkei, und eine Impfung ist nicht bekannt. Weiters erfährt der Arzt, dass die Familie vor zwei Tagen aus Syrien zurückgekehrt ist, wo sie bei Bekannten auf Urlaub war. Diphtherie ist in Mitteleuropa nahezu verschwunden. In den 1990er-Jahren sind aber in den Nachfolgestaaten der Sowjetunion über 150.000 Menschen erkrankt und tausende gestorben. Auch im Nahen und Mittleren Osten treten immer noch Fälle auf. Aufgrund dieser epidemiologischen Kenntnisse kann der Arzt Diphtherie nicht vollkommen ausschließen.

Der Arzt nimmt einen Abstrich des Rachens und von den Belägen vor, weiß aber aufgrund seines Regelwissens, dass ein Befund nicht rasch genug zu erhalten ist.

In dieser Situation muss eine Entscheidung getroffen werden, wobei – typisch für die medizinische Praxis – nicht alle notwendigen Fakten bekannt sind. Und dieser Mangel ist dem Arzt vollkommen bewusst.

Wie kann man darauf eine rationale Entscheidung aufbauen? Die rationale Entscheidung beruht darauf, die Ergebnisse des Handelns unter Voraussetzung der verschiedenen möglichen Diagnosen zu beurteilen. Welche Handlungen stehen überhaupt zur Verfügung? Eine antibiotische Therapie einer Streptokokkenangina mit Penicillin oder Erythromycin ist hochwirksam, versagt aber bei einer Diphtherie. Diese muss zunächst mit Antitoxin und frühestens ab dem zweiten Tag der Serumgabe zusätzlich mit denselben Antibiotika wie gegen Streptokokken behandelt werden. Bei infektiöser Mononukleose sind fiebersenkende Maßnahmen, Ruhe und Beobachtung zunächst ausreichend.

Aufgrund seines Hintergrundwissens kann der Arzt die Handlungsergebnisse abschätzen. Dabei handelt es sich um so genannte bedingte Wahrscheinlichkeiten, und zwar um die Wahrscheinlichkeiten eines tödlichen Ausgangs oder schwerer Schädigungen unter der Bedingung, dass eine der Krankheiten vorliegt und eine bestimmte Handlung gesetzt wird.

- Abwarten und nur fiebersenkende Maßnahmen
    - Streptokokkenangina: Komplikationen und Folgeerkrankungen aufgrund tonsillogener Sepsis möglich
    - infektiöse Mononukleose: keine Nachteile
    - Diphtherie: Komplikationen mit Todesfolge wahrscheinlich (5-10%)
- Gabe von Penicillin oder Erythromycin
    - Streptokokkenangina: Abheilung innerhalb weniger Tage

- infektiöse Mononukleose: keine Nachteile, sofern keine Medikamentenallergie vorliegt[4]
- Diphtherie: Komplikationen mit Todesfolge wahrscheinlich (5-10%)

- Gabe von Antitoxin und anschließend Penicillin oder Erythromycin
  - Streptokokkenangina: Abheilung innerhalb weniger Tage
  - infektiöse Mononukleose: keine Nachteile, sofern keine Allergie gegen das Pferdeserum bzw. gegen die Antibiotika vorliegt
  - Diphtherie: Heilung, wenn rechtzeitig gegeben

Betrachtet man die Liste der Möglichkeiten (diese ist aus didaktischen Gründen etwas vereinfacht), dann ist die einzige rationale Handlungsweise unter der Tatsache, dass nicht rasch genug alle Fakten ermittelt werden können, die Gabe von Antitoxin und anschließend von Penicillin/Erythromycin. Zusätzlich muss eine Meldung an die Gesundheitsbehörde erfolgen[5], und eine Isolation ist so lange notwendig, bis der Verdacht auf Diphtherie ausgeräumt ist (dazu wird von den Abstrichen eine Kultur angelegt).

An diesem Beispiel erkennt man einige fundamentale Aspekte der wissenschaftlichen Methode:

1. Bestimmte problematische Umstände führen zur Aufstellung von Hypothesen über die Ursachen der Phänomene (ätiologische Hypothesen)
2. Es wird überprüft, inwiefern die ätiologische Hypothese in Verbindung mit der daraus folgenden Pathogenese in Übereinstimmung mit den Phänomenen steht
3. Falls die Fakten nicht ausreichen, werden zur weiteren Differenzierung Untersuchungen durchgeführt, die einzelne der Hypothesen widerlegen können
4. Können nicht alle Hypothesen bis auf eine widerlegt werden, dann muss das Handeln nach Wahrscheinlichkeitsurteilen rational begründet werden. Auch im Fall, dass alle bis auf eine Alternative ausgeschlossen werden können, ist dies nicht absolut, sondern im Sinne eines Wahrscheinlichkeitskalküls aufzufassen.
5. Die Handlungskonsequenzen können nicht absolut bestimmt werden. Die Prognosen beruhen auf Erfahrung, welche die Wahrscheinlichkeit eines bestimmten Ergebnisses unter der Bedingung bestimmter Handlungen abzuschätzen gestattet.

Betrachtet man dagegen die verschiedenen Ausprägungen der Theorien der Krankheit die magischen und religiösen Ursprungs sind, so erkennt man, dass diese sich dadurch auszeichnen, dass sie nicht widerlegt werden können. Es gibt kein Faktum, das der

---

[4] Ist bei Penicillin relativ häufig, bei Makroliden (wie Erythromycin) sehr selten.

[5] In Österreich ist die Erkrankung und der Tod an Diphtherie meldepflichtig

Annahme widerspricht, eine Krankheit wäre Strafe Gottes oder die Folge der Aktivität eines Dämons. Die wissenschaftliche Medizin hebt sich davon insofern ab, als ihre Theorien widerlegbar sind. Mehr noch: Die Kritik an den bestehenden Theorien und Konzepten ist ein wesentliches Element der wissenschaftlichen Methode.

Fassen wir zusammen welche Elemente des Wissens die wissenschaftliche Medizin bestimmen:

- *Theorie und Hintergrundwissen*: Für manche Erkrankungen gibt es klare theoretische Grundlagen zur Frage der Ätiologie, Pathogenese und Therapie. Dazu zählen etwa viele Infektionskrankheiten. Bei anderen Erkrankungen (z.B. essentielle Hypertonie oder viele Geschwulsterkrankungen) ist die Theorie noch lückenhaft und das Hintergrundwissen über die Vielfalt der Ursachen, Ausprägungen und Behandlungsmöglichkeiten von entscheidender Bedeutung.
- *Regelwissen*: Es wäre für die tägliche Arbeit von Nachteil, wenn die Überlegungen zu Ätiologie und Pathogenese immer fundamental, d.h. von den pathologischen Grundkonzepten her, vorgenommen werden müssten. Obwohl diese Konzepte dem Arzt bewusst sein müssen, kann er zumeist auf ein einfacheres System von Regeln zurückgreifen.
- *Faktenwissen*: Für Diagnose und Therapie ist es notwendig, Wissen über eine Vielzahl von Fakten präsent zu haben. So genügt es etwa nicht zu wissen (Regelwissen), dass bei einer Infektion mit Streptokokken sogenannte Akutphaseproteine aktiviert werden. Man muss auch wissen, welche im Labor bestimmt werden, wie ihre Bezeichnung (oft eine Abkürzung) lautet und wie ein bestimmter Wert zu interpretieren ist.
- *Handlungswissen*: Die ärztliche Tätigkeit ist nicht nur eine wissenschaftliche, sondern auch eine praktische. In manchen Fächern, wie etwa der Chirurgie, ist das Handlungswissen und sogar in hohem Maße auch die Übung und Geschicklichkeit in der Abwicklung der Handlungen von grundlegender Bedeutung.

Wie sicher ist das Wissen?

Im konkreten Einzelfall ergibt im Allgemeinen die Anwendung dieser Elemente des Wissens keine eindeutige Antwort auf die Frage der Ätiologie und Pathogenese und damit keine eindeutige Zuordnung zu einer Therapie. Darüber hinaus gibt es vielfach zu einer gegebenen Diagnose schon deshalb keine eindeutige Therapiezuordnung, weil mehrere Alternativen zur Verfügung stehen. Der Grund für diese Unsicherheiten der Entscheidung liegt zum einen darin, dass in vielen Fällen nicht alle relevanten Fakten bekannt sind, schließlich handelt es sich wie in dem obigen Beispiel oft um

Notsituationen, in denen man nicht alle Befunde abwarten kann. Aber auch unter der Voraussetzung, dass die für relevant erachteten Befunde vorhanden sind, ist die Zuordnung zu einer Diagnose im Allgemeinen nicht sicher. Die Entscheidung für eine bestimmte Diagnose erfolgt nach Wahrscheinlichkeiten. Genauer gesagt handelt es sich um bedingte Wahrscheinlichkeiten: Die Wahrscheinlichkeit, dass die Erkrankung vorliegt, unter der Bedingung der erhobenen Befunde. Diese Wahrscheinlichkeit wird unter Anwendung des Bayes Theorems aus den Wahrscheinlichkeiten des Befundes unter der Bedingung der und anderer Erkrankungen ermittelt. Bei der Differentialdiagnose wird jene Diagnose gewählt, der unter den gegebenen Umständen (Befunden und anamnestischen Informationen) die höchste Wahrscheinlichkeit zukommt. Im gleichen Sinn wird die Frage zu stellen sein, welche Therapie unter der Bedingung der Diagnose die höchste Wahrscheinlichkeit eines positiven Effektes und die geringste Wahrscheinlichkeit von Nebenwirkungen hat.

Wie lässt sich angesichts dieser Unsicherheiten die Handlungsweise rational begründen? Es ist eine weit verbreitete Ansicht, dass die Wissenschaft und darunter gerade die Medizin einen hohen Grad an Sicherheit ihres Wissens erreicht haben. Das ist auch in vielen Fällen richtig, aber – und das ist ebenfalls eine wissenschaftliche Erkenntnis – der Mensch neigt zu unzulässigen Verallgemeinerungen.

Um das näher zu beleuchten, ist es zweckmäßig, eine Unterscheidung einzuführen, die auf Kant zurückgeht: Die zwischen analytischen und synthetischen Sätzen.

- *Analytische Sätze* sind Sätze, die aus Prämissen nach den Regeln der Logik abgeleitet werden. Diese Sätze sind wahr, sofern die Prämissen wahr sind und die Ableitung korrekt durchgeführt wurde. Ist letzteres nicht der Fall, dann sind sie kontradiktorisch. Sicher sind diese Sätze nur dann, wenn es sich um Sätze der Mathematik oder Logik handelt. Da wir nie sicher sein können, dass empirische (d.h. aus Erfahrung gewonnene) Sätze wahr sind, sind auch aus ihnen abgeleitete analytische Sätze nicht sicher.

- *Synthetische Sätze* sind Sätze, die aus Erfahrung gewonnen werden (Erfahrungssätze). Diese Sätze können Existenzaussagen (z.B. es gibt Menschen mit Trisomie des Chromosoms 21), Wahrscheinlichkeitsaussagen (z.B. Menschen mit Trisomie 21 haben ein erhöhtes Risiko für schwere geistige Behinderung) oder Gesetzesaussagen (‚Naturgesetze', z.B. Trisomie 21 führt zu motorischen und/oder intellektuellen Entwicklungsstörungen) sein. Diese Sätze haben immer hypothetischen Charakter. Während aber Existenzaussagen durch das Aufzeigen eines einzigen Falles zu wahren Sätzen werden können (wobei jedoch an der

Tatsache, dass der Fall auch wirklich eingetreten ist, noch immer Zweifel möglich sind), sind Naturgesetze, weil sie sich auf alle mögliche Erfahrung beziehen, grundsätzlich nicht als wahr ausweisbar. Man sagt, dass sie **nicht verifiziert** werden können.

Wenn also die wesentliche Grundlage wissenschaftlicher Erkenntnis, also die Gesetzesaussagen, die Naturgesetze, unsicher sind, wie kann man die wissenschaftliche Methode dann gegenüber den anderen rechtfertigen? Und wieso ist die wissenschaftliche Methode so erfolgreich?

Man kann zwar niemals die Wahrheit einer empirischen Gesetzesaussage beweisen, man kann sie nicht verifizieren, aber man kann sie *falsifizieren*, d.h. nachweisen, dass sie falsch ist. Die Falsifizierung ist zwar kein einfaches Unterfangen, dennoch kann man die Wissenschaft in diesem Sinne als Veranstaltung zur systematischen Fehlerbeseitigung ansehen. Der Erfolg liegt in der kritischen Methode, darin, dass jede Aussage einer kritischen Prüfung unterzogen wird, dass man nichts für gegeben hinnimmt. Karl Popper hat das so ausgedrückt: „Ein empirisch-wissenschaftliches System muss an der Erfahrung scheitern können.“[6]

Die rationale Begründung des ärztlichen Handelns liegt in ihrer Rückführung auf die empirische Evidenz und dem Grad an Sicherheit der damit belegten Gesetzesaussagen. Über die Grundlagen der evidenzbasierten Medizin (EBM) siehe das Kapitel dazu in diesem Band. Nach den Regeln der EBM müssen die Ergebnisse der aus wissenschaftlichen Untersuchungen aggregierten Evidenz unter Berücksichtigung der klinischen Erfahrung individuell überprüft werden, wobei u.a. Nebenwirkungen, Therapiebelastungen und die Wünsche des Patienten beachtet werden müssen. Es wäre aber falsch anzunehmen, dass sich aus der aggregierten Erfahrung im Sinne eines Induktionsschlusses die Gesetzesaussagen folgern lassen, die dann zur Handlungsgrundlage werden. Vielmehr handelt es sich bei dieser Erfahrung um das Ergebnis von Hypothesenprüfungen. Hat eine Hypothese strenge Prüfungen zu ihrer Widerlegung überstanden, dann kann sie (vorläufig) als richtig angesehen und zur Handlungsgrundlage werden. Wie mittels klinischer Studien eine Ausmerzung von unwirksamen oder schädlichen Therapien erfolgen kann, zeigt das Kapitel „Klinische Studien – eine Annäherung an Wahrheit“.

So sehr der hypothetische Charakter wissenschaftlicher Erkenntnisse hervorgehoben werden muss, ist es dennoch unangebracht, an allen Aussagen der Wissenschaft zu

---

[6] Popper K. Logik der Forschung. 8.Aufl. Tübingen 1984, S.15

zweifeln. Es gibt viele Aussagen, an denen wir nicht zweifeln müssen. Dazu zählen etwa Aussagen der Medizin, deren Falschheit unvereinbar mit einem ganzen Sektor von medizinischen Erkenntnissen wäre (z.B. eine Unterbrechung der Blutzufuhr zum Gehirn führt zur Bewusstlosigkeit). Auch analytische Sätze, die aus solchen grundlegenden Erkenntnissen gewonnen werden, müssen nicht bezweifelt werden. Dennoch ist Vorsicht angebracht, denn es sind Bedingungen denkbar, unter denen diese Ableitungen falsch sind. So hat man beispielsweise aufgrund der grundlegenden Erkenntnisse zum Gasaustausch und der früheren umfangreichen Erfahrungen geschlossen, dass es unmöglich ist, ohne Atemgerät den Mount Everest zu besteigen. Dass das doch unter gewissen Voraussetzungen gelingt, ist heute allen durch den Existenzbeweis Reinhold Messners bekannt.

Wie wir hervorgehoben haben, beruht die Medizin zwar auf Erfahrung, sie ist aber nicht im eigentlichen Sinn induktiv.

Induktion nennt man den Schluss von Beobachtungssätzen (Protokollsätzen) auf allgemeine Gesetze mittels logischen oder mathematischen Kalküls.

Deduktion nennt man den Schluss von einem System von Aussagen (Axiome, Hypothesen, Theorien) auf empirische Sätze.

Wenngleich die Vermutung, dass eine bestimmte Gesetzmäßigkeit zutrifft, aus einzelnen Beobachtungen stammt oder stammen kann, geht es hier um die Frage, inwieweit es gerechtfertigt ist, die Wahrheit dieser Gesetzesaussage anzunehmen. Auch noch so viele Beobachtungen können die Wahrheit der Aussage nicht begründen (Hume'sches Problem). Wenn aber aus der Vermutung Aussagen abgeleitet werden, die an der Erfahrung scheitern können und es kommt bei dieser strengen Prüfung nicht zu einer Widerlegung, dann kann die Vermutung (vorläufig) als korrekt akzeptiert werden.

Dies soll an einem bekannten Beispiel erläutert werden. Es ist jedem bekannt, dass Suppe, die man längere Zeit stehen lässt, schlecht wird. Gibt man einen Tropfen der ‚verdorbenen' Suppe auf einen Objektträger und betrachtet ihn unter dem Mikroskop, dann erkennt man ein Gewimmel von Mikroorganismen. Wenn man sehr vorsichtig sofort nach dem Abkochen das Gefäß gut verschießt, wird die Suppe dennoch in ein paar Tagen schlecht und man erkennt wieder die Kleinlebewesen. Felix Pouchet (1800–1872) hat daraus den Induktionsschluss gezogen: Immer wenn Suppe oder andere organische Substanz längere Zeit aufbewahrt wird, entstehen Mikroorganismen. In Verbindung mit den Nebenbedingungen: Die Mikroorganismen waren vorher nicht vorhanden und es wird verhindert, dass von außen etwas eindringen kann, ergibt sich: Leben kann spontan aus organischem Material entstehen. Um die Mitte des 19. Jahrhunderts war das eine äußerst fortschrittliche Theorie, die sich gegen die kirchliche These von der Erschaffung allen Lebens wandte. Dennoch ist sie falsch, wie wir heute wissen.

Demgegenüber hat Louis Pasteur (1822–1895) angenommen, dass die Mikroorganismen von außen in die Suppe gelangen und so das Zersetzungswerk zustande komme. Wenn diese Hypothese falsch wäre, dann müsste es auch dann zu einer mikrobiellen Besiedelung kommen, wenn die Luft am Eintritt in das Gefäß, in dem sich die Suppe befindet, gehindert wird. Aus seiner Theorie (die er im Rahmen seiner Untersuchungen zur alkoholischen Gärung entwickelt hatte) folgerte er, dass trotz der ausgeklügelten Vorkehrungen seines geschätzten Kollegen Pouchet dennoch Mikroorganismen oder Sporen eindringen konnten. Er überprüfte penibel alle Maßnahmen Pouchets, und so wies er beispielsweise nach, dass auf der Oberfläche der Stoppel, mit denen Pouchet die Flaschen verschloss, Mikroorganismen eingebracht wurden. Seine Demonstrationen dieser Sachlage vor der Französischen Akademie der Wissenschaften beendeten nicht nur die These von der Spontanzeugung, sondern bildeten auch die Grundlage jener Verfahren zur Haltbarmachung von Lebensmitteln, die bis heute Pasteurisieren genannt werden.

Den Unterschied zwischen Wissenschaft und Pseudowissenschaft zeigt im Überblick die Tabelle 1:

Tabelle 1: Wissenschaft und Pseudowissenschaft

Wissenschaft	Pseudowissenschaft
verlangt Kritik	verlangt Glauben
ist widerlegbar	ist gegen Widerlegung immunisiert
verwirft Annahmen, wenn sie mit der Erfahrung nicht im Einklang stehen	verwirft die Erfahrung, wenn sie mit den Annahmen nicht im Einklang steht
ist kooperativ und egalitär	ist hierarchisch und elitär
ist hypothetisch	ist dogmatisch

Aufgaben der Wissenschaft

Allgemein gesprochen hat die Wissenschaft vier Aufgaben:

- **Beschreiben:** Die klare und möglichst eindeutige Beschreibung der Phänomene des jeweiligen Objektbereichs einer Wissenschaft gehört zu den grundlegenden Aufgaben, weil ohne eine solche Beschreibung keine Verständigung mit anderen möglich wäre. Angehende Ärzt/innen und medizinische Wissenschaftler/innen müssen daher die Beschreibungen der Phänomene und die dazugehörige Sprachregelung (die aus Traditionsgründen in der Medizin zumeist aus dem Griechischen und Lateinischen entlehnt ist) erlernen. Sie müssen aber auch erlernen, wie sie diese Phänomene dem Laien mitteilen können. Dieses ‚Zweisprachensystem' ist deshalb notwendig, weil die ‚natürlich gewachsene' Sprache nur den Präzisions- und Differenzierungsgrad hat, der für den Alltag wichtig ist. In den meisten Fällen reicht dieser jedoch für die Zwecke der Wissenschaft nicht aus. Deshalb ist es günstig, sich einer eigenen Fachsprache zu bedienen, die möglichst wenige Überschneidungen mit der Alltagssprache aufweist (und dort wo das der Fall ist, möglichst mit dem Alltagsgebrauch übereinstimmt).
- **Erklären:** Die reine Beschreibung macht jedoch noch nicht die Wissenschaft aus. Sie erhebt auch den Anspruch, die Phänomene aus (einfachen) Gesetzen zu erklären. Während es für die Kommunikation im Alltag ausreicht zu sagen, dass jemand Fieber hat, ist es für den Mediziner unerlässlich, danach zu fragen, warum das der Fall ist. Weiters ist zu erklären, warum es das Phänomen überhaupt gibt, wodurch es im Normalfall zu einer Regulation der Körpertemperatur in einem eng begrenzten Bereich kommt usw.

- **Vorhersagen:** Eine weitere wesentliche Aufgabe ist die Prognose. Etwa die Vorhersage des künftigen Verlaufs einer Erkrankung oder der Wirkung einer Therapie. Letztlich beruht die therapeutische Entscheidung auf einer Abwägung der Prognosen unterschiedlicher Therapiealternativen.
- **Beeinflussen:** Die Therapie etwa oder auch das präventive Handeln besteht in einer Beeinflussung eines gegebenen Zustandes, die auf der Basis einer Abwägung von Alternativen erfolgt.

Erklären, Vorhersagen und Beeinflussen als wissenschaftliche Grundaufgaben lassen sich gut anhand des so genannten Hempel-Oppenheim Paradigma erläutern. Den zu erklärenden Sachverhalt nennt man Explanandum und die Grundlagen, auf denen die Erklärung beruht, nennt man Explanans. Nach dem Hempel-Oppenheim Paradigma besteht das Explanans aus allgemeinen Gesetzen und so genannten Antezedenzien (man kann auch sagen: Randbedingungen). Es ist nach diesem Konzept nicht notwendig, dass dem Erklärenden die Begründungen der Gesetze im Detail bekannt sind. Es ist zum Beispiel nicht notwendig, dass er ein Experte in der Theorie der Elektrizität ist, um das Gesetz, dass in einem geschlossenen Stromkreis Strom fließt, anwenden zu können. Die in den Gesetzen enthaltenen veränderlichen Elemente (Variablen; in dem Beispiel offener oder geschlossener Stromkreis) müssen in den Antezedenzien so spezifiziert werden, dass sich zusammen mit den Gesetzen dann durch logische Ableitung das Phänomen (= das Explanandum) ergibt. Bei der Vorhersage ist der einzige Unterschied zum Fall der Erklärung, dass die Randbedingungen bekannt oder zumindest Erwartungswerte dafür eingesetzt werden können. Gesetze und Randbedingungen erlauben dann die Vorhersage. Bei der Beeinflussung kann man nach einem Modell vorgehen, das man als das reverse Hempel-Oppenheim-Paradigma bezeichnen kann. Man geht von den Gesetzen aus und stellt die Randbedingungen (zumindest teilweise) her, die in der Ableitung das gewünschte Resultat erwarten lassen.

Methodische Grundlagen der medizinischen Wissenschaften

Von Michael Kundi

Lernziele

- Verstehen, welche Wissensquellen zu welchen Zwecken am besten geeignet sind;
- verstehen, welche Schritte im Allgemeinen notwendig sind, um eine wissenschaftliche Untersuchung durchführen zu können;
- den Aufbau eines Forschungskonzeptes, wie es etwa zur Einreichung eines Förderungsantrages verfasst werden muss, erklären können;
- erläutern können, wie das Prinzip der Kritik in der medizinischen Forschung praktisch umgesetzt wird;
- mit den Begriffen ‚Null-' und ‚Alternativhypothese' vertraut werden;
- die Fehler beim statistischen Hypothesenprüfen verstehen;
- die Qualitätskriterien medizinischer Daten erläutern können;
- den Begriff der statistischen Signifikanz erklären können.

Ausgangspunkt der medizinischen Forschung ist ein Problem. Dabei ist es unerheblich, ob das Problem aus der ärztlichen Praxis, der Öffentlichkeit oder der Wissenschaft selbst stammt. In vielen Fällen wird es gelingen, das Problem durch Rückgriff auf bereits Bekanntes zu lösen, in anderen Fällen wird es notwendig sein, spezielle Untersuchungen anzustellen.

In beiden Fällen muss der derzeitige wissenschaftliche Kenntnisstand ermittelt werden. Das geschieht durch Studium der wissenschaftlichen Quellen. Der Suche solcher Quellen ist ein eigenes Kapitel „Medizinische Informationssuche" gewidmet. In den meisten Fällen sind Hand- oder Lehrbücher dafür unzureichend. Diese liefern nur das notwendige Hintergrundwissen. Sie sind für den Anfänger (Lehrbuch) oder Praktiker (Handbuch) gedacht, um sich entweder in ein Gebiet einzuarbeiten oder sich rasch Informationen über Grundbegriffe und Grundregeln zu verschaffen. Sie sind aber im Allgemeinen ungeeignet, um den aktuellen Wissensstand zu erhalten. Tabelle 2 zeigt im Überblick die wichtigsten Quellen und deren Eignung, den aktuellen Wissensstand zu ermitteln.

Tabelle 2: Quellen des Stands der Forschung und deren Grad an vermitteltem Hintergrundwissen, Spezifität und Aktualität der behandelten Thematik

Quelle	Hintergrundwissen	Spezifität	Aktualität
Lehrbuch	hoch	gering	gering
Handbuch	mittel	mittel	mittel
Monographie	mittel	hoch	eher hoch
Übersichtsartikel (Review)	eher gering	hoch	ziemlich hoch
Originalarbeit	ziemlich gering	sehr hoch	hoch
In-progress Report	sehr gering	sehr hoch	sehr hoch
Tagungsreferat/Abstractband	sehr gering	sehr hoch	sehr hoch

Den neuesten Stand der Forschung kann man aus so genannten In-progress Reports und Tagungsreferaten oder Tagungsbänden (Abstractbänden) erhalten (deswegen ist auch die Teilnahme an solchen Tagungen für den Wissenschaftler aber auch den praktisch tätigen Arzt unerlässlich). Der Nachteil dieser Quellen ist, dass ihr wissenschaftlicher Gehalt noch nicht in vollem Umfang wissenschaftlich geprüft ist und deshalb nicht als ausschließliche Basis einer Entscheidung herangezogen werden darf. Originalarbeiten und Reviewartikel sind im Allgemeinen die wichtigste Basis für eine Entscheidung. Unter den Reviewartikeln nehmen zusammenfassende Datenanalysen und so genannte Meta-Analysen (siehe die Kapitel zu EBM) eine besondere Stellung ein. Die Cochrane-Bibliothek stellt eine Sammlung solcher Übersichten zu verschiedenen therapeutischen Maßnahmen zur Verfügung. Jeder Arzt sollte die für sein Fachgebiet einschlägigen Übersichten aus dieser im Internet zugänglichen Bibliothek kennen.

Elektronische Quellen gewinnen heute – vor allem wegen des im Idealfall sehr raschen Zugriffs – zunehmend an Bedeutung. Gerade für medizinische Fragestellungen sind bestimmte Datenbanken, die über das Internet zugänglich sind, von unschätzbarer Bedeutung. Hier kommt es aber in entscheidendem Maße darauf an, die Qualität und Glaubwürdigkeit der so erhältlichen Information beurteilen zu können. Deshalb wird im Rahmen des Medizinstudiums besonders darauf geachtet, den sinnvollen Umgang mit diesen Quellen zu vermitteln.

Um die methodischen Grundlagen zu verdeutlichen, soll der Ablauf einer wissenschaftlichen Untersuchung für einen typischen Fall in seinen einzelnen Abschnitten dargestellt werden:

- **Präzisierung der Problemstellung:** Das Problem, welches den Ausgangspunkt der Forschungsfrage bildet, ist im Allgemeinen noch nicht präzise genug formuliert, um unmittelbar in eine wissenschaftliche Hypothese übersetzt zu werden. Es ist notwendig, zunächst die Fachliteratur zu studieren, um den Stand des Wissens zu diesem und ähnlichen Problemen zu ermitteln. Danach kann dann das Problem schärfer und konform dem bisherigen Kenntnisstand formuliert werden. Es ist dabei oft angebracht, mit Kollegen der eigenen und anderer Fachrichtungen eine Diskussion zu dem Problem zu führen.
- **Organisatorische Vorarbeiten:** Es ist heute nur in wenigen Fällen möglich, als Einzelner und ohne finanzielle Unterstützung ein wissenschaftliches Projekt umzusetzen. Daher ist die Suche nach Kooperationspartnern und nach finanzieller Unterstützung eine wichtige Vorarbeit. Dazu ist die Ausarbeitung eines Finanzierungsantrags notwendig. Diesem muss eine detaillierte Überlegung und Kalkulation der notwendigen Ressourcen vorangehen. Aus ethischen Gründen ist auch eine klare Festlegung der Verwertungsrechte vorzunehmen. Bei wissenschaftlichen Kooperationen muss auch festgelegt werden, wer an welcher Stelle auf allfälligen Veröffentlichungen genannt wird. Nach derzeitiger Praxis steht meist derjenige, der federführend die Arbeit durchgeführt hat, an erster Stelle, während der verantwortliche Vorgesetzte, der die Arbeit überwacht hat, an letzter Stelle steht. Zu den organisatorischen Vorarbeiten zählt auch die Entwicklung von Vorschriften zur Wahrung ‚guter wissenschaftlicher Praxis'. Diese soll eine lückenlose Dokumentation und Auffindung aller im Laufe der Untersuchung gewonnenen Daten ermöglichen sowie sämtliche an den Daten durchgeführten Auswertungen erfassen.
- **Forschungskonzept:** Unter Einbeziehung der aus den oben genannten Vorarbeiten resultierenden Erkenntnisse und erhaltenen Unterlagen wird ein detailliertes Forschungskonzept erstellt, welches im Allgemeinen folgende Abschnitte umfasst:
  - **Kurzfassung der Problemstellung:** Hier wird die Forschungsfrage vor dem Hintergrund des derzeitigen Wissenstandes präzise dargestellt. In manchen Fällen muss dies so erfolgen, dass auch der Laie versteht, worum es sich handelt.
  - **Darstellung des derzeitigen Wissenstandes:** Hier wird eine Zusammenfassung des derzeitigen Wissenstandes zu der Problemstellung gegeben, wobei besonders auf die Erkenntnislücken hingewiesen werden muss, aus denen dann die Problemstellung gefolgert werden kann. Die Untersuchungshypothesen müssen als Haupt- und Nebenhypothesen formuliert werden.

- **Material und Methoden:** Es muss dargestellt werden, welche Untersuchungsbedingungen gewählt werden sollen (man nennt dies ‚Studiendesign'), welche Methoden eingesetzt werden sollen, um die Daten zu gewinnen, welche Methoden zur Erfassung und Auswertung der Daten in Aussicht genommen werden und auf welche Probanden bzw. Patienten die Untersuchung ausgerichtet ist. Es sind die Ein- und Ausschlusskriterien für die ‚Untersuchungsobjekte' zu bestimmen. Weiters sind die so genannten Endpunkte der Untersuchung zu bestimmen. Dabei handelt es sich um Ergebnisgrößen wie etwa die Konzentration einer bestimmten Substanz in einer Körperflüssigkeit oder es ist eine Beobachtungsgröße wie der Tod eines Patienten usw. Dabei ist zwischen Haupt- und Nebenzielgrößen (oder -endpunkten) zu unterscheiden. Die Hauptzielgröße ist mit der Haupthypothese verknüpft, die Nebenzielgröße(n) mit der/den Nebenhypothese(n). Es wird weiters die Methode der statistischen Auswertung spezifiziert und in den meisten Fällen ist es auch notwendig, die Überlegungen zum Umfang der Untersuchung (z.B. wie viele Patienten notwendig sind) darzustellen.

- **Einreichung bei der Ethikkommission:** Bei den meisten Untersuchungen, die Menschen einbeziehen, ist nach der Deklaration von Helsinki eine volle Information der Personen, die als Patienten oder Probanden Objekte der Untersuchung sind, erforderlich. Bei allen klinischen Untersuchungen und auch in manchen anderen Fällen (siehe das Kapitel „Wissenschaft und Ethik"), ist eine Entscheidung der Ethikkommission der jeweiligen Institution einzuholen.

- **Durchführung der Untersuchung:** Bei der Durchführung der Untersuchung ist auf die Einhaltung der Prinzipien ‚guter wissenschaftlicher Praxis' zu achten. Dies setzt voraus, dass alle Beteiligten sich an das Protokoll halten und die Dokumentation in der vorgesehenen Weise durchführen. Bei großen Untersuchungen ist es sogar üblich, ein externes Panel von Wissenschaftlern mit der Überwachung der Durchführung zu betrauen. Bei kleineren Untersuchungen übernimmt gewöhnlich der Leiter der Institution diese Funktion.

- **Auswertung der Daten:** Die Aufarbeitung und Auswertung der gewonnen Daten ist oft ebenso aufwendig und mühevoll wie die Gewinnung der Daten. Es ist entscheidend, dass dieser Schritt mit großer Sorgfalt und unter Berücksichtigung möglicher Fehlerquellen und Artefakte durchgeführt wird. Auch bei diesem Abschnitt muss jeder Schritt dokumentiert und nachverfolgbar gemacht werden. Am Beginn steht meist die Erfassung der Daten für die Verarbeitung mit dem Computer.

Gelegentlich liegen die Daten schon in computerisierter Form vor. Danach erfolgt die Suche nach Fehlern in den Daten, wobei manchmal umfangreiche Plausibilitätskontrollen notwendig sind. Dem schließt sich eine ausführliche deskriptive Auswertung der Daten an (dies wird Gegenstand von SSM2 sein) und danach erfolgt die Hypothesenprüfung.

- **Verfassung des Manuskripts:** Nach Abschluss der Auswertung wird das Manuskript des Forschungsberichtes (wenn notwendig) bzw. der Publikation (oder sogar mehrerer) verfasst. In vielen Fällen geht dem die Verfassung eines Referats bei einer wissenschaftlichen Tagung voraus. Letzteres hat den Vorteil, dass der Verfasser durch die breitere kollegiale Diskussion im Publikationsmanuskript mögliche Schwachpunkte und offene Fragen besser ansprechen kann.
- **Peer-Review:** Jedes bedeutsame wissenschaftliche Journal sendet die zur Veröffentlichung eingereichten Manuskripte an mehrere (mindestens zwei, aber oft vier bis sechs) Fachkollegen (gewöhnlich solche, die auf dem Gebiet besonders bekannt sind) zur Kritik aus. Sollten diese Reviewer (Gutachter) zu dem Schluss kommen, dass das Manuskript verbesserungswürdig ist, dann werden ihre Anregungen dem Verfasser in anonymisierter Form zugesandt, sodass er seine Arbeit verbessern kann. Der Herausgeber entscheidet dann endgültig über eine Veröffentlichung. Auf diese Weise wird Diskussion und Kritik unmittelbar in die wissenschaftliche Praxis eingeführt, mit allen Vor- und Nachteilen für die betroffenen Wissenschaftler. Wenn dieser Prozess der Peer-Review gut funktioniert, dann kann man davon ausgehen, dass die tatsächlich veröffentlichten Arbeiten zumindest ein Mindestmaß an wissenschaftlicher Stringenz aufweisen und die Untersuchungen nicht von vorneherein fehlerbehaftet sind (siehe dazu auch das Kapitel „Grenzen der Medizinischen Wissenschaft“).
- **Postpublikationskritik:** Der Prozess der Peer-Review ist nicht fehlerfrei. Deshalb gibt es die Postpublikationskritik, die in Form von Gegenveröffentlichungen oder von so genannten „Letters to the Editor“ abgewickelt werden kann. Auch wissenschaftliche Tagungen sind ein Forum, auf dem Auffassungsunterschiede und Widersprüche in Resultaten und Schlussfolgerungen diskutiert werden können.

Wie diese Ausführungen zeigen, ist der Prozess der zu wissenschaftlichen Erkenntnissen führt, von interner und externer Diskussion und Kritik geprägt. Dies ist kein Zufall, denn die erkenntnistheoretischen Grundlagen der medizinischen Wissenschaften verlangen diesen Diskurs. Die Medizin ist eine empirische Wissenschaft und sie hat es demzufolge mit hypothetischem Wissen zu tun, dessen Sicherheit nur nach dem Grad zu messen ist, wie vielen und wie heftigen kritischen Angriffen es widerstanden hat.

Einen anderen Aspekt wollen wir hier kurz ansprechen, den der statistischen Hypothesenprüfung (genaueres dazu im Kapitel „Analyse statistischer Verfahren für die Biomedizin“ und in SSM2). Wie wir oben erwähnt haben, wird zu Beginn der Untersuchung die *Forschungshypothese* präzise formuliert. Zur Untersuchung der Hypothese steht aber immer eine Vielzahl möglicher Vorgangsweisen zur Verfügung. Das Untersuchungskonzept muss sich auf eine dieser Möglichkeiten (oder manchmal auch mehrere) festlegen. Dabei werden die Bedingungen und Methoden der Beobachtung festgelegt. Man spricht von Operationalisierung, weil die Handlungsschritte (die Operationen) festgelegt werden. Dadurch wird die Forschungshypothese in die *operationale Hypothese* umgewandelt, in der nur mehr durch das Forschungskonzept festgelegte Elemente vorkommen. Angenommen, Sie wollen den Effekt eines neuen Statins (Cholesterinsyntheseenzym-CSE-Hemmer) untersuchen. Die Annahme ist, dass das neue Statin besser als die bisher bekannten wirkt. Diese allgemeine Forschungshypothese ist nicht überprüfbar. Was heißt: ‚besser wirkt‘? Es gibt zahlreiche bekannte Statine, im Hinblick auf welche(s) wirkt das neue besser? Bei welcher Erkrankung und in Bezug auf welchen Endpunkt besser? Alle diese Punkte sind zunächst zu klären, um eine operationale Hypothese formulieren zu können. Sie könnten sich etwa dafür entscheiden, die Untersuchung bei Personen beiderlei Geschlechts durchzuführen, die einen LDL (Low Density Lipoprotein) Wert über 160 mg/dl aufweisen. Als Endpunkt wählen Sie z.B. die Senkung dieses Werts innerhalb von 6 Monaten durch eine tägliche Dosis von 20 mg des neuen Statins. Als Vergleichs-Statin wählen Sie z.B. Simvastatin mit einer täglichen Dosis von 40 mg. Sie könnten dann die operationale Hypothese z.B. so formulieren: „Das neue x-Statin reduziert die LDL-Konzentration im Serum von Patienten mit LDL-Werten zum Zeitpunkt der Rekrutierung von über 160 mg/dl, die bisher keine lipidsenkende Therapie erhalten haben, der Ambulanzen x,y,z innerhalb von 6 Monaten bei einer täglichen Dosis von 20 mg stärker als Simvastatin bei einer täglichen Dosis von 40 mg.“ Eine solche operationale Hypothese wird selten explizit formuliert, ergibt sich aber unmittelbar aus dem Untersuchungsdesign.

Durch Festlegung der statistischen Auswertungsmethode wird dann die operationale in eine *statistische Hypothese* übersetzt. Die Aufgabe der statistischen Hypothesenprüfung ist dann, diese statistische Hypothese anzunehmen oder zu verwerfen. Bei der Übersetzung in die statistische Hypothese muss nicht nur das Ziel der Untersuchung, wie es sich aus der operationalen Hypothese ergibt, sondern auch das statistische Modell berücksichtigt werden. Dieser Aspekt wird erst im SSM2 näher behandelt. Wichtig ist aber zu verstehen, dass die statistische Hypothese unter Berücksichtigung der erkenntnistheoretischen Grundlagen formuliert werden muss. Wir haben gesehen, dass man in der Wissenschaft keine allgemeinen Hypothesen verifizieren, sondern nur falsifizieren kann. Deshalb sind Untersuchungen immer so ausgerichtet, dass der Erkenntnisgewinn durch Verwerfung der statistischen Hypothese erreicht wird. Z.B. können wir bei dem oben angeführten Fall eines neuen Statins ausgehend von dem vorliegenden Kenntnisstand ohne neue Erkenntnisse nur annehmen, dass das neue Statin gleich wie das alte wirkt. Die bessere Wirksamkeit des neuen Statins wäre ein Erkenntnisgewinn. Deshalb legen wir die Untersuchung so an, dass im Falle der besseren Wirkung des neuen Statins die statistische Hypothese verworfen werden kann. Man nennt diese Hypothese die Nullhypothese (z.B. die zu erwartende durchschnittliche Senkung der LDL-Spiegels innerhalb von 6 Monaten durch das x-Statin ist gleich der von Simvastatin). Bei solchen so genannten komparativen Untersuchungen ist man oft daran interessiert, diese Hypothese in bestimmter Richtung zu widerlegen (z.B. dass die Senkung durch x-Statin stärker als durch Simvastatin ist). Man nennt solche Vergleiche ‚*einseitig*', während die Hypothese eines Unterschieds ohne Angabe einer Richtung als ‚*zweiseitig*' bezeichnet werden. Wird die Nullhypothese *verworfen*, dann sagt man, die Alternativhypothese wird *angenommen*, wird sie nicht verworfen, dann sagt man, die Nullhypothese wird *beibehalten*. Aus dem Gesagten wird deutlich, dass man keine Aussage über die Gültigkeit der Null- bzw. der Alternativhypothese machen kann. Deswegen kann man nicht davon sprechen, dass man die Nullhypothese oder die Alternativhypothese bewiesen habe. Jede Formulierung, die das besagt, ist unzulässig. Man behält die Nullhypothese bei (bis auf weiteres) und man nimmt die Alternative an (bis auf weiteres).

Jede statistische Entscheidung ist mit einem möglichen Fehler verbunden, der Vorteil der wissenschaftlichen Methode ist, dass man über die Größe des möglichen Fehlers Rechenschaft ablegen kann.

Wird die Nullhypothese verworfen, dann spricht man auch von statistischer *Signifikanz* des Ergebnisses. Der Fehler, eine gültige Nullhypothese fälschlich zu verwerfen (so genannter Fehler 1. Art oder Alpha-Fehler) wird durch das *Signifikanzniveau* begrenzt. Konventionsgemäß wird dieses auf 5% (auch einfache Signifikanz) oder 1% (auch hohe Signifikanz genannt) begrenzt. Der Fehler 2. Art (oder Beta-Fehler) ist das fälschliche Beibehalten der Nullhypothese. Er ist umso kleiner, je stärker der analysierte Effekt und je umfangreicher die Untersuchung ist (je mehr Fälle in die Auswertung eingehen). Die *Power* oder Mächtigkeit der Untersuchung ist umso größer, je kleiner der Fehler 2. Art ist, sie ergibt sich als 100% minus dem Fehler 2. Art in Prozent.

Bei der Hypothesenprüfung werden Daten als Indikatoren für bestimmte relevante Effektgrößen herangezogen. Manchmal sind diese Daten hart (d.h. mit geringen Zweifeln behaftet). Dazu zählen Todesfälle und andere Ereignisse, die zweifelsfrei festgestellt werden können (z.B. Knochenbruch). Andere sind in unterschiedlichem Grade weniger hart. Selbst eine Diagnose wie Reinfarkt, bedarf zur Absicherung EKG-Daten und Enzymbefunde, die nicht zweifelsfrei sind. Bei Befunden, die nicht routinemäßig und unter ständiger Kontrolle erhoben werden, ist die Frage der Qualität der Messung von besonderer Bedeutung, denn bei fehlerbehafteten Messungen sind Abweichungen bei statistischen Hypothesenprüfungen sowohl in Richtung der Nullhypothese wie in Richtung der Alternativhypothese (das jedoch seltener) möglich.

Gütekriterien für Messverfahren sind insbesondere:

- **Objektivität:** Das ist das Ausmaß, in dem das Ergebnis der Messung unabhängig von der Person ist, die diese durchführt. Es ist z.B. bei bildgebenden Verfahren für den Ungeübten im Allgemeinen unmöglich eine konsistente Aussage über das Vorliegen einer medizinisch relevanten Veränderung zu machen. Deshalb muss dieses Kriterium der Objektivität auf Personen eingeschränkt werden, die eine ausreichende Ausbildung für die Durchführung und Interpretation der Untersuchung haben.
- **Reliabilität:** Das ist die Zuverlässigkeit, mit der das Messverfahren den Sachverhalt misst. Spezialfälle sind *Reproduzierbarkeit* und *Präzision*. Die Reproduzierbarkeit gibt das Ausmaß an, in dem bei wiederholten Messungen desselben Messobjekts dasselbe Resultat erzielt wird. Die Präzision ist der Grad der Übereinstimmung mehrerer (gleichzeitiger) Messungen desselben Messobjekts (wenn keine Wiederholung der Messung möglich ist, z.B. weil sich das Messobjekt durch die Messung oder durch andere Einflüsse über die Zeit verändert).
- **Validität:** Das ist das Ausmaß, in dem die Messung den Sachverhalt tatsächlich abbildet. Die Validität kann daher nie höher sein als die Reliabilität. Ein Spezialfall (für den Fall, dass ein absolutes Kriterium existiert) ist die *Richtigkeit*. Im Fall einer Messung im Rahmen einer klinischen Studie mit vielen Probanden ist bei der Auswahl mehr auf die Richtigkeit als auf die Präzision zu achten, weil sich durch Durchschnittsbildung der Fehler, der durch mangelnde Präzision entsteht, reduzieren lässt, eine mangelnde Richtigkeit aber davon unbeeinflusst bleibt und eine Verzerrung der Ergebnisse bewirkt.

Bei diagnostischen Verfahren treten zu diesen Kriterien noch die *Sensitivität* und die *Spezifität* hinzu (siehe dazu das Kapitel zu EBM).

Wenn der Arzt also nach rationalen Gesichtspunkten vorgehen will, muss er diese methodischen Voraussetzungen kennen. Er muss die wissenschaftliche Datenlage kritisch prüfen, er muss gegenüber den Verfahren, die er anwendet, eine sachgerechte kritische Distanz wahren, er muss seine eigenen Erfahrungen im Licht der bisher aggregierten und in peer-reviewten Journalen veröffentlichten Evidenz prüfen und er muss die Besonderheiten und Wünsche des jeweiligen Patienten mit ins Kalkül ziehen. Er muss ferner die Alternativen hinsichtlich Diagnose und Therapie mit dem Patienten abwägen und auf diesem Wege zu einer konsensualen Entscheidung kommen. Keine leichte Aufgabe und angesichts der Hemmnisse, die durch die sozio-ökonomischen Bedingungen und die realen Verhältnisse in der Praxis auferlegt sind, ein wohl kaum erreichbares Ideal. Dennoch ist es erforderlich und langfristig auch lohnend, sich darum zu bemühen.

Basisliteratur

Böhm, B. (1998). Wissenschaft und Medizin- Über die Grundlagen der Wissenschaft. Wien, New York: Springer Medizin.

Klinische Studien – eine Annäherung an Wahrheit

Von Andreas Sönnichsen

Lernziele:

- Prinzipien der Effektmessung bei medizinischen Maßnahmen verstehen
- Typen klinischer Studien erkennen und in ihrer Aussagekraft einschätzen
- Grenzen und Fehlermöglichkeiten bei klinischen Studien erkennen

Die Frage nach der Wirksamkeit

Der Wunsch, Krankheiten zu heilen ist so alt wie die Menschheit. Während die ersten schriftlichen Überlieferungen über medizinische Handlungen aus der Zeit der Babylonier und alten Ägypter noch sehr eng mit religiösen Vorstellungen verbunden waren, legten die Vorsokratiker und insbesondere Hippokrates von Kos den Grundstein für die moderne rationale Medizin: Man beobachtete den menschlichen Körper und versuchte, die Körperfunktionen durch gezielte Maßnahmen zu beeinflussen und so Heilung von Krankheit herbeizuführen oder zumindest die Selbstheilung zu unterstützen. Die systematische Erfassung derartiger Beobachtungen und die Ableitung allgemeingültiger Theorien aus diesen Beobachtungen wird als Empirie bezeichnet. Doch die Erfahrung alleine reicht nicht aus, um Erkenntnis zu gewinnen. Sie muss, wie von Roger Bacon bereits 1266 in seinem Opus maius trefflich formuliert, durch das Experiment verifiziert werden: „Über allen Wissenschaften steht die vollkommenste von ihnen, die alle anderen verifiziert: Es ist das die Erfahrungswissenschaft, die die Begründung vernachlässigt, weil sie nichts verifiziert, wenn nicht das Experiment ihr zu Seite steht. Denn nur das Experiment verifiziert, nicht aber das Argument."(1)

Doch es sollten noch einige Jahrhunderte vergehen, bis sich diese ketzerischen Worte, die Roger Bacon die Einkerkerung durch die Kirchenoberen einbrachten, in der Praxis durchsetzen konnten. Mainstream der Medizin war und ist leider oft auch heute noch eine Behandlung, die sich auf (religiöse und sonstige) Dogmen gründet.

Paracelsus wettert hiergegen in seiner Antrittsvorlesung an der Universität Basel schon im Jahr 1527: „Da nur sehr wenige Doktoren die Medizin heute mit Glück ausüben, erschien es mir notwendig, sie zu ihrem früheren Glanz zurückzuführen und sie von den Schlacken der Barbaren und von den schwersten Irrtümern zu reinigen. Wir werden uns nicht an die Vorschriften der Alten halten, sondern an diejenigen, welche wir teils durch

Erforschung der Natur, teils durch unsere kämpfenden Bemühungen gefunden und durch lange Übung und Erfahrung erprobt haben. Denn wer weiß nicht, wie viele Doktoren der heutigen Zeit mit größter Gefahr für die Kranken die greulichsten Irrtümer begehen."(2)

Auch Paracelsus wurde aus Basel noch mit Schimpf und Schande verjagt, weil er es wagte die etablierte Lehrmeinung in Frage zu stellen. Es dauerte nochmals 200 Jahre, bis sich im Zeitalter der Aufklärung langsam die Erkenntnis durchsetzte, dass weder Dogmen noch Empirie allein für die wissenschaftliche Wahrheitsfindung taugen, und man begann, die aus empirischen Erfahrungen gebildeten Theorien in einem wissenschaftlichen Experiment zu überprüfen. Als erste „klinische Studie" dieser Art gilt die von dem schottischen Arzt James Lind im Jahre 1747 durchgeführte „Skorbut-Studie". Lind behandelte in einem kontrollierten Experiment 12 an Skorbut erkrankte Seeleute. Jeweils zwei Betroffene erhielten entweder Apfelwein, Vitriol, Weinessig, Seewasser, Zitrusfrüchte oder eine Gewürzpaste. Der Krankheitsverlauf der Behandelten wurde im Logbuch des Schiffs dokumentiert. Nach einer Woche waren die beiden Seeleute in der Zitrusfrucht-Gruppe geheilt bzw. deutlich gebessert, während alle anderen weiter oder zunehmend unter Skorbut-Symptomen litten. Lind publizierte seine Erkenntnisse im Jahr 1753 (3), doch erst 50 Jahre später fand diese Erkenntnis Eingang in die Standardbehandlung von Skorbut!

Als erste „echte" klinische Studie gilt die kontrollierte Untersuchung der Aderlasstherapie zur Behandlung der Pneumonie durch den Wiener Arzt Joseph Dietl, die dieser im Jahr 1849 veröffentlichte (4). Dietl hatte während seiner ärztlichen Tätigkeit mehrmals miterlebt, wie Patientinnen und Patienten mit akuter Pneumonie unmittelbar im Anschluss oder während der damals üblichen Aderlass-Behandlung verstarben. Doch auch unter der damals bereits von zahlreichen Aderlasskritikern propagierten Therapie mit Brechweinstein (Tartarus emeticus), das noch heute als homöopathisches Arzneimittel eingesetzt wird, kam es zu ungünstigen Krankheitsverläufen und Todesfällen. Hingegen beobachtete Dietl, dass die meisten Betroffenen sich unter einfacher Bettruhe und guter Ernährung von der Erkrankung erholten. Daraufhin führte er im Bezirkskrankenhaus Wieden in Wien die erste bekannte klinische Therapiestudie durch. Er behandelte insgesamt 380 Personen mit Pneumonie, entweder durch Aderlass (85 Personen), durch Gabe von Brechweinstein (106 Personen) oder durch ein „rein exspectatives diätetisches Heilverfahren" (entspricht am ehesten Abwarten, Bettruhe und ausgewogener Ernährung, 189 Personen). Von den durch Aderlass Behandelten verstarben 17 (20,4%), von den durch Brechweinstein Behandelten 22 (20,7%) und von den diätetisch Behandelten 14 (7,4%). Dietl schloss aus diesen Ergebnissen: „Die

Anwendung des Aderlasses in der Pneumonie ist auf das Äußerste einzuschränken, oder, was sicherer ist, ganz zu unterlassen."

Trotz dieser Erkenntnisse hielt sich die Aderlass-Therapie hartnäckig bis ins 20. Jahrhundert und wird auch heute noch von manchen Komplementärmedizinern (z.B. als „Aderlassbehandlung nach Hildegard von Bingen" oder „blutiges Schröpfen") wider jegliche Vernunft praktiziert.

Aus heutiger Sicht waren die „historischen klinischen Studien" zwar wichtige Meilensteine auf dem Weg zu einer wissenschaftsbasierten Medizin, bei welcher der Nutzen für die Kranken im Vordergrund steht, und sie erbrachten nicht selten auch ein der Wahrheit nahekommendes Ergebnis. Methodisch jedoch waren sie durch zahlreiche Unzulänglichkeiten gekennzeichnet, die durchaus auch hätten in die Irre führen können. In diesem Kapitel soll eine Einführung in die Welt der klinischen Studien mit besonderem Fokus auf wissenschaftliche Zuverlässigkeit gegeben werden. Hierzu gehört vor allem auch ein kritischer Blick auf mögliche Verzerrungen („Bias") von Studienergebnissen durch systematische und zufällige Fehler.

Typologie klinischer Studien - Übersicht

Die Basis jeder wissenschaftlichen Erkenntnis ist die Beobachtung. Diese führt zur Formulierung einer Hypothese. Aus einer oder mehreren Beobachtungen wird so auf die Möglichkeit der Existenz einer allgemeingültigen Regel geschlossen. Eines der berühmtesten Beispiele hierfür ist die Geschichte von Newton und dem Apfelbaum: Sir Isaac Newton saß unter einem Apfelbaum und sah einen Apfel zu Boden fallen (Beobachtung). Daraus schloss er, dass es eine Kraft geben müsse, die alle Gegenstände zur Mitte der Erde hinziehe (Hypothese) (5). In weiterer Folge muss diese Hypothese nun im Experiment geprüft werden. Newton führte hierzu seine Gravitationsexperimente durch, die schließlich zur Entdeckung der Gravitationsgesetze führten.

Sodann wird für einen wissenschaftlichen Beweis die Reproduzierbarkeit gefordert. Das heißt: wenn eine andere Forscherin oder ein anderer Forscher das gleiche Experiment unter gleichen Bedingungen wiederholen, muss dasselbe Ergebnis herauskommen. Übertragen auf die Medizin, oder besser auf die Gesundheitswissenschaften ganz allgemein, kann man jedem Erkenntnisschritt typische Studientypen zuordnen.

Typische „Beobachtungen", die zur Generierung von Hypothesen führen, werden in Kasuistiken, Fallserien und Querschnittsstudien gemacht. Typische klinische Studien zur Überprüfung von Hypothesen sind die Interventionsstudien, allen voran die randomisiert kontrollierten Studien. Analytische Beobachtungsstudien wie Kohorten- und Fall-Kontroll-Studien stehen zwischen den hypothesengenerierenden und den hypothesenbeweisenden Studien.

Der Weg wissenschaftlicher Erkenntnis und die zum Erkenntnisschritt passenden Studientypen sind in Abb. 1 dargestellt.

Abb. 1: Wissenschaftliche Erkenntnis und Studientypen

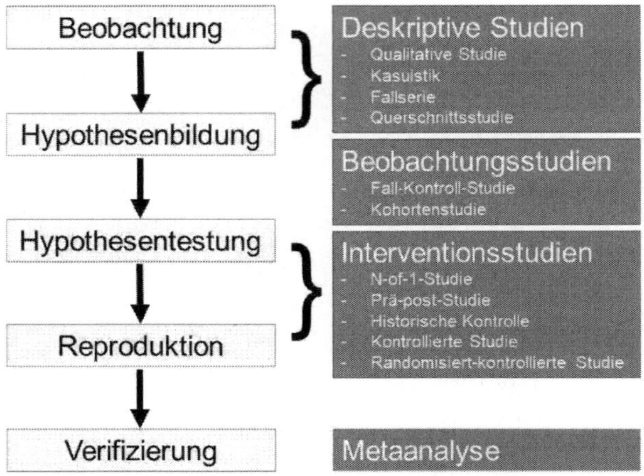

Deskriptive Studien

Deskriptive Studien dienen der Generierung von Hypothesen. Gezielte oder – in der qualitativen Forschung – auch vollkommen offene, ungezielte Beobachtungen werden dokumentiert, und man versucht sodann, hieraus allgemeingültige Regeln und Erkenntnisse abzuleiten. Hierzu können Beobachtungen dann auch in größeren Stichproben quantifiziert werden. Die wichtigsten Studientypen werden im Folgenden vorgestellt, wobei die qualitative Forschung nur der Vollständigkeit halber kurz umrissen wird und der Schwerpunkt auf der quantitativen Forschung liegt.

Qualitative Studie

Die qualitative Studie wird vor allem in der empirischen Sozialforschung und Psychologie angewandt, um Prozesse, Einstellungen, Zusammenhänge und Zustände der Alltagswelt oder bestimmter Ausschnitte aus dieser zu erforschen. Die typische Forschungsmethode ist das Gespräch mit Einzelpersonen oder in Fokusgruppen. In diesen Gesprächen werden die Studienteilnehmerinnen und Studienteilnehmer mit Hilfe eines semistrukturierten Interview-Leitfadens befragt. Die Interviews oder Fokusgruppengespräche werden aufgezeichnet und wörtlich transkribiert. Der so gewonnene Text kann dann mittels Textanalyseverfahren ausgewertet werden. Durch Gruppierung der Aussagen werden zum Beispiel Erkenntnisse über die Einstellungen, Meinungen, Gemütszustände oder Erfahrungen der Interviewten und ihrer Lebenswelt gewonnen. Hieraus können mittels Induktion neue Theorien, Modelle und Hypothesen entwickelt werden. Weitere Details zur qualitativen Forschung sind entsprechenden Lehrbüchern zu entnehmen (6).

Kasuistik und Fallserie

In der Medizin ist häufig die Kasuistik Ausgangspunkt von Hypothesen, sowohl für die Krankheitsentstehung als auch für Faktoren, die den Krankheitsverlauf beeinflussen, wie z.B. bestimmte diagnostische oder therapeutische Maßnahmen. Es ist offensichtlich, dass die Studie eines singulären Falls keinen beweisenden Charakter haben kann, aber der klinische Fall dient oft der Beschreibung seltener Krankheitsbilder oder Verläufe. Hierzu gehören beispielsweise auch seltene unerwünschte Arzneimittelwirkungen.

Beispiel

Das Fluorchinolon-Antibiotikum Ciprofloxacin wurde 1987 in den USA erstmals zugelassen. 1988 wurde im Lancet der Fall einer schweren Tendosynovitis beider Achillessehnen publiziert (7). Die Recherche der Autorinnen und Autoren dieser Publikation erbrachte 14 weitere Fälle relevanter muskuloskelettaler Nebenwirkungen, die bis zu diesem Zeitpunkt dem U.S.-amerikanischen Committee on Safety of Medicines gemeldet worden waren. Die ersten Kasuistiken führten so zu einer erhöhten Aufmerksamkeit für unerwünschte Wirkungen der Chinolone, und weitere Fälle und Fallserien zu schweren Nebenwirkungen wurden publiziert, doch es dauerte 30 Jahre, bis die Behörden wirklich reagierten: Fluorchinolone sollen nun nicht mehr für banale Infektionen der Atemwege und der Harnwege verschrieben werden – eine Indikation, die für viele Jahre der üblichen Praxis entsprach (8).

Kritische Betrachtung

Aus einem Einzelfall lässt sich keine Regel ableiten, denn das Zusammentreffen der Sehnenentzündung der Achillessehne mit der Einnahme von Ciprofloxacin könnte auch zufällig eingetreten sein. Aber der Einzelfall kann dazu dienen eine Hypothese aufzustellen: „Die Einnahme von Ciprofloxacin kann zu einer Entzündung der Achillessehne führen.“ Diese Hypothese muss dann in weiteren Studien überprüft werden.

Querschnittsstudie

In einer Querschnittsstudie werden einmalig zu einem bestimmten Zeitpunkt Daten über Individuen erhoben und zueinander in Beziehung gesetzt. Diese Daten können beispielsweise mittels Fragebogen oder auch aus Krankenakten oder vorhandenen Datenbanken (z.B. Routinedaten von Krankenversicherungen) gewonnen werden. Typische Fragestellungen von Querschnittsstudien betreffen die Prävalenz einer Erkrankung oder eines Merkmals in einer Bevölkerung oder die Korrelation zwischen zwei Merkmalen oder zwischen einem Merkmal und einer Erkrankung.

Beispiel

Forschungsfrage: Besteht in der Bevölkerung ein Zusammenhang zwischen dem Wissen über Antibiotika und dem Impfstatus für die Influenza-Impfung?

In einer Querschnittsstudie in allgemeinmedizinischen Praxen wurden 3224 Personen hinsichtlich ihres Kenntnisstands über Antibiotika befragt. Zudem wurden allgemeine Patientendaten (Alter, Geschlecht) und der Impfstatus hinsichtlich der Impfung gegen Influenza dokumentiert. Es zeigte sich, dass größeres Wissen über Antibiotika positiv mit einem vorhandenen Impfschutz gegen Influenza korrelierte (9).

Kritische Betrachtung

Auch eine Querschnittsstudie kann wie die Kasuistik lediglich der Generierung von Hypothesen dienen. Insbesondere darf aus dem Vorhandensein eines Zusammenhangs oder einer Korrelation keine Kausalität abgeleitet werden. So könnte fälschlicherweise als Ergebnis der Beispielstudie gefolgert werden: Man muss die Bevölkerung besser über die Wirkungsweise und Nebenwirkungen von Antibiotika aufklären, um die Bereitschaft zur Influenza-Impfung zu erhöhen. Es könnte aber genauso gut zutreffen, dass höheres Bildungsniveau sowohl mit besserem Wissen über Antibiotika als auch mit einer höheren Bereitschaft zur Influenza-Impfung assoziiert ist. Eine Aufklärung über Antibiotika würde aber am Bildungsniveau insgesamt wenig ändern und damit auch die Impfbereitschaft nicht unbedingt erhöhen.

Ein klassisches Beispiel dafür, wie Korrelationen in die Irre führen können, wenn sie als Kausalität missverstanden werden, ist die (einleuchtende) Korrelation zwischen der Höhe eines Brandfolgeschadens und der Anzahl der eingesetzten Feuerwehrleute. Die Höhe des Brandfolgeschadens kann sicher nicht durch eine Begrenzung der Anzahl der eingesetzten Feuerwehrleute reduziert werden. Umgekehrt kann aber der erst hinterher feststellbare Brandfolgeschaden auch nicht die Ursache für die Anzahl der eingesetzten Feuerwehrleute sein. Die Ursache für beides ist – in diesem Beispiel offensichtlich – die

Größe des Brandes. Oftmals sind die wahren Ursachen für Zusammenhänge aber nicht auf Anhieb erkennbar.

Analytische Beobachtungsstudien

Im Gegensatz zu den oben beschriebenen deskriptiven Studien, beinhalten analytische Beobachtungsstudien immer einen zeitlichen Verlauf. Merkmale, Risikofaktoren und/oder Erkrankungen werden immer zu mindestens zwei Zeitpunkten erfasst. Es gibt zwei große Gruppen von analytischen Beobachtungsstudien, die Fall-Kontroll- und die Kohortenstudien.

Fall-Kontroll-Studie

In der Fall-Kontroll-Studie werden Personen mit einer bestimmten Krankheit oder mit einem bestimmten Merkmal (Fälle) ausgewählt. Jedem Fall werden ein oder mehrere Kontrollpersonen (Kontrollen) ohne die Erkrankung oder das Merkmal mit sonst jeweils möglichst ähnlichen Eigenschaften zugeordnet (z.B. gleiches Alter, gleiches Geschlecht, gleicher Wohnort, gleicher Sozialstatus etc.). Untersucht wird sodann, ob bestimmte Risikofaktoren oder bereits vorher vorhandene Eigenschaften in der Fall- oder in der Kontrollgruppe häufiger vorkommen und somit als Risiko- oder Schutzfaktoren gegen die Erkrankung gewertet werden können. Fall-Kontroll-Studien müssen aufgrund ihres Designs immer retrospektiv angelegt sein: das Ergebnis (also ob eine bestimmte Krankheit vorliegt oder ein bestimmtes Ereignis eingetreten ist) ist zum Zeitpunkt der Durchführung der Studie schon bekannt. Die zu untersuchenden Eigenschaften oder Risikofaktoren liegen in der Vergangenheit. Die Blickrichtung des Beobachters geht von der Gegenwart oder nahen Vergangenheit in Richtung fernere Vergangenheit (siehe Abb. 2).

Beispiel

Forschungsfrage: Weisen Personen mit nachgewiesener Influenza im Vergleich zu sonst gleichen Gesunden eine schlechtere Händehygiene auf?

In mehreren ambulanten Einrichtungen wurden Personen mit grippeähnlichen Symptomen für eine Fall-Kontroll-Studie rekrutiert. Im Fall eines Nachweises von Influenzaviren im Nasenabstrichs wurden sie als Fälle in die Studie aufgenommen, bis 100 Fälle erreicht waren. Jedem Fall wurde eine gesunde, gleichaltrige Person der gleichen Stadt zugeordnet, die mittels Zufallsgenerator aus dem Telefonverzeichnis ausgewählt worden war. Personen mit grippeähnlichen Symptomen wurden hierbei ausgeschlossen. Anschließend wurden die Fälle und die Kontrollen hinsichtlich ihrer Hygienepraktiken, insbesondere Händewaschen befragt und es wurde ein Handhygiene-

Score von 0-9 gebildet (9 = beste Hygiene; 0 = schlechteste Hygiene). In der multivariaten Analyse zeigte sich eine Risikoreduktion um bis zu 93% für die Erkrankung an Influenza durch optimale Händehygiene (Score 8 oder 9) im Vergleich zu schlechter Händehygiene (Score 0-3) (10).

Kritische Betrachtung

Fall-Kontroll-Studien sind vor allem für Fehler durch die Selektion der Studienprobanden anfällig (so genannter „Selektions-Bias"). In der vorliegenden Studie stellt sich beispielsweise die Frage, ob sich die Patientinnen und Patienten, die wegen grippeähnlicher Symptome die Ambulanz aufsuchten, hinsichtlich in der Studie nicht erfasster Eigenschaften von den Kontrollpersonen, die über das Telefon ausgewählt wurden, unterschieden. Auch hier könnte es sein, dass die Fälle vielleicht chronische Begleiterkrankungen hatten, die sie anfälliger machten, und dass gleichzeitig chronische Erkrankungen in sozial schwächeren Bevölkerungskreisen mit schlechteren Hygieneverhaltensweisen häufiger vorkommen als in der zufällig ausgewählten Durchschnittsbevölkerung. Man muss bei Fall-Kontroll-Studien daher besonderes Augenmerk auf die Selektion der Probandinnen und Probanden legen und mögliche Störgrößen berücksichtigen, bevor man sich zu einer Aussage über mögliche kausale Zusammenhänge zwischen Risikofaktoren und Erkrankung entschließt.

Kohortenstudie

Im Gegensatz zur Fall-Kontroll-Studie ist die Blickrichtung des Forschers in der Kohortenstudie vom Risikofaktor hin zur Erkrankung. Das heißt: die Risikofaktoren zum Ausgangszeitpunkt der Studie sind bekannt und erst die Verlaufsbeobachtung zeigt, welche Personen erkranken und welche nicht. Ziel der Kohortenstudie ist es, herauszufinden, ob die anfangs oder im Verlauf bestehenden und bekannten Merkmale oder Risikofaktoren in der Zukunft oder im Verlauf zu einer gesuchten Erkrankung oder einem bestimmten Ereignis (z.B. Tod) führen. Während die Fall-Kontroll-Studie immer retrospektiv ist, kann die Kohortenstudie entweder retrospektiv oder prospektiv angelegt sein. Bei der prospektiven Kohortenstudie wird das Studienkollektiv tatsächlich in die Zukunft hinein beobachtet: Eine Bevölkerung oder Gruppe („Kohorte") wird zu einem bestimmten Startzeitpunkt der Studie untersucht und dann kontinuierlich oder in regelmäßigen Abständen nachbeobachtet. Die Individuen der Kohorte weisen zum Startzeitpunkt bzw. im Verlauf bestimmte Merkmale oder Risikofaktoren, aber noch keine Krankheit auf. Durch die Nachbeobachtung wird sodann festgestellt, ob die eingangs vorhandenen Risikofaktoren mit dem Auftreten bestimmter Erkrankungen oder Ereignisse assoziiert sind.

Bei der retrospektiven Kohortenstudie wird nachgesehen, ob die zu untersuchenden Risikofaktoren oder Merkmale bereits in der Vergangenheit zum Auftreten einer bestimmten Erkrankung geführt haben. Sowohl Ausgangspunkt als auch Ziel der Studie liegen dann also in der Vergangenheit.

Beispiel

Forschungsfrage: Führt eine höhere Versorgungskontinuität durch einen persönlichen Hausarzt oder ein persönliche Hausärztin zu einer Steigerung der Lebenserwartung?

In den Niederlanden wurde im Jahr 1992 aus der Bevölkerung eine Zufallsstichprobe von 3107 älteren Personen gezogen (= die „Kohorte"). Diese wurden hinsichtlich ihrer hausärztlichen Versorgungskontinuität (continuity of care – COC) untersucht und für 17 Jahre prospektiv nachbeobachtet. Es handelt sich in diesem Fall also um eine prospektive Kohortenstudie. Die COC wurde in Form eines Scores gemessen, der umso höher war, je seltener eine Person den Hausarzt wechselte oder wechseln musste. Personen mit den höchsten COC-Werten hatten im Vergleich zu solchen mit niedrigen COC-Werten eine um 20% höhere Wahrscheinlichkeit, nach 17 Jahren Verlaufsbeobachtung noch am Leben zu sein (11).

Kritische Betrachtung

Die Kohortenstudie ist weniger anfällig für Selektions-Bias als die Fall-Kontroll-Studie, da in der Regel eine Zufallsstichprobe untersucht wird. Dennoch kann es natürlich sein, dass sich die Personen mit den zu untersuchenden Merkmalen oder Risikofaktoren systematisch von denjenigen ohne diese Merkmale unterscheiden. Rückschlüsse auf eine kausale Beziehung zwischen Risikofaktoren und Zielerkrankung oder -ereignis haben daher oft nur hypothetischen Charakter und müssen durch eine Interventionsstudie verifiziert werden. So würde man als mögliche Konsequenz aus unserer Beispielstudie fordern, dass in einer Interventionsstudie überprüft wird, ob eine bewusste Steigerung der COC, z.B. durch Zuordnung von allen Bürgern zu jeweils einem bestimmten Hausarzt, tatsächlich zu einer Lebensverlängerung führt. Es könnte ja auch sein, dass Patienten gerade deswegen den Hausarzt nicht wechseln, weil dieser besonders gut ist – dann hätte die Kohortenstudie nicht wirklich die COC verglichen, sondern gute versus schlechte Hausärzte, und der schlechte Hausarzt hätte sich dann negativ auf die Lebenserwartung ausgewirkt.

Abbildung 2: Standpunkt und Blickrichtung des Beobachters in Fall-Kontroll- und Kohortenstudien

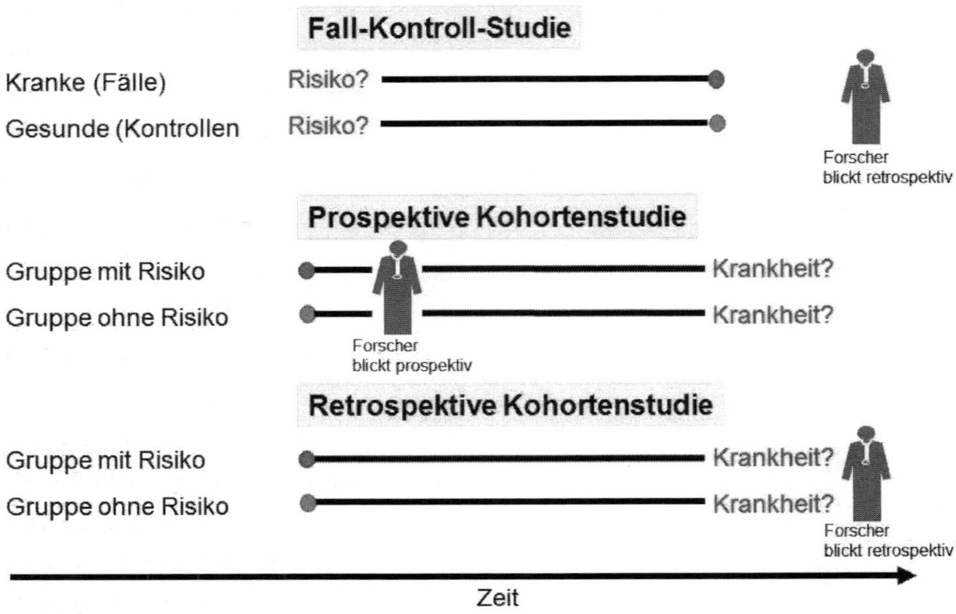

Interventionsstudien

Anders als bei den deskriptiven Studien und den Beobachtungsstudien greift die Forscherin oder der Forscher bei den Interventionsstudien aktiv ins Geschehen ein. Bei diesen Studien handelt es sich also um wissenschaftliche Experimente. Dieses „Eingreifen“ kann jegliche medizinische, pflegerische oder sonstige therapeutische, diagnostische oder auch präventive Maßnahme sein.

Interventionsstudien können in zwei Gruppen eingeteilt werden. Bei den unkontrollierten Interventionsstudien erhalten alle Studienteilnehmerinnen und Studienteilnehmer die zu untersuchende Maßnahme. Die Analyse der erzielten Effekte erfolgt durch den Vergleich der Probandinnen und Probanden vor und nach der Maßnahme. Zu diesen Studien zählen die N-of-1-Studie und die Prä-post-Studie. Bei den kontrollierten Interventionsstudien erhalten nicht alle Teilnehmerinnen und Teilnehmer die Intervention. Die Analyse der Effekte basiert auf dem Vergleich zwischen denjenigen, bei denen die Maßnahme durchgeführt wurde und denjenigen, die keine oder eine Schein-Maßnahme (Plazebo) erhielten. Bei den kontrollierten Studien unterscheidet man zwischen Studien mit historischer Kontrolle, nicht-randomisiert kontrollierten und randomisiert kontrollierten Studien.

N-of-1-Studie

Die N-of-1-Studie untersucht eine medizinische Maßnahme bei einer einzelnen Patientin oder einem einzelnen Patienten. Dieser Studientyp spielt vor allem in der Erforschung von Behandlungsmöglichkeiten bei sehr seltenen Erkrankungen eine Rolle, in denen eine entsprechend hohe Fallzahl für eine größere Therapiestudie nicht zur Verfügung steht. Aber auch in der Präzisionsmedizin, in der Patientinnen und Patienten z.B. aufgrund von genetischen Markern als derart unterschiedlich einzustufen sind, dass nur eine individualisierte Therapie in Betracht kommt, die dann nicht in einer Gruppe überprüft werden kann, hat die N-of-1-Studie einen Platz. Auch ganz neue Therapieformen oder z.B. ein „Off-label-Einsatz" eines Medikaments (Verwendung des Medikaments für eine Indikation, für die keine Zulassung besteht) werden nicht selten in N-of-1-Pilotstudien getestet, bevor dann eine größere Therapiestudie durchgeführt wird. Wenn es in der N-of-1-Studie um die Behandlung von Symptomen geht, können Zeitabschnitte definiert werden, in denen der oder die Betroffene die Therapie erhält und solche, in denen nur Plazebo gegeben wird. Der oder die Betroffene wird gegenüber diesen Zeitabschnitten verblindet, weiß also nicht, wann er oder sie Plazebo und wann die echte Therapie erhält. Auf diese Weise kann man den Effekt der Therapie im Vergleich zu den Plazeboabschnitten analysieren. In diesem Fall spricht man auch von einer kontrollierten N-of-1-Studie oder einer randomisiert kontrollierten N-of-1-Studie, wenn die Zeitabschnitte per Zufall festgelegt werden.

Beispiel

Forschungsfrage: Führt transkraniale Magnetfeldstimulation bei einem Patienten mit einem pontinen Schlaganfall zu einer Verbesserung der Handfunktion?

Da die neurologischen Ausfälle nach Schlaganfällen extrem variabel ausfallen, ist es schwierig, die Effekte gezielter rehabilitativer Maßnahmen in Patientengruppen zu untersuchen. Aus diesem Grunde wurde der Effekt einer zielgerichteten Magnetfeldstimulation bei einem einzelnen Patienten nach einem pontinen Schlaganfall mit Lähmung der Hand in einer N-of-1-Studie überprüft. Der Patient erhielt in einer durch Zufall festgelegten Reihenfolge von Zeitabschnitten entweder die Magnetfeldstimulation oder eine für Patienten und Behandler nicht unterscheidbare Scheinintervention („Sham-Magnetfeldstimulation" – gleiches Gerät, nicht sichtbar, dass es ausgeschaltet war). Der Vergleich der Zeitabschnitte mit und ohne Magnetfeldstimulation zeigte keinen Vorteil der Intervention gegenüber der Scheinintervention hinsichtlich der Handfunktion.

Kritische Betrachtung

Der größte Nachteil der N-of-1-Studie ist natürlich der fehlende Nachweis der

Übertragbarkeit auf andere Individuen. Das zweite Problem betrifft vor allem die nicht-kontrollierte N-of-1-Studie: es ist meist nicht möglich, den Therapieeffekt sicher vom natürlichen Krankheitsverlauf abzugrenzen. Selbst chronische Erkrankungen verlaufen nur sehr selten strikt progredient. In der Regel wechseln sich Phasen, in denen der oder die Betroffene sich besser fühlt, mit solchen einer Verschlechterung ab. Je nachdem welche Krankheitsphase man trifft, kann es also passieren, dass auf die N-of-1-Intervention eine Verbesserung oder Verschlechterung folgt, die dann fälschlicherweise der Intervention zugeschrieben wird.

Prä-post-Studie

Für eine Prä-post-Studie werden Patientinnen und Patienten mit einer bestimmten Erkrankung rekrutiert und dann alle mit der experimentellen Intervention behandelt. Als Effektmaß für die Intervention wird der Zustand der Patientinnen und Patienten vor der Intervention mit dem Zustand nach der Intervention verglichen.

Beispiel

Forschungsfrage: Führt ein definiertes Nahrungsergänzungsmittel aus Vitaminen, Mineralstoffen und Kräutern zu einer Verbesserung des Nüchtern-Blutzuckerspiegels bei Patientinnen und Patienten mit Diabetes mellitus Typ 2?

In einer offenen Prä-post-Studie wurden 15 Personen mit unkontrolliertem Diabetes mellitus Typ 2 (Nüchtern-Blutzucker im Durchschnitt 190,6 ± 5,1 mg/dl [Standardabweichung]) mit einer standardisierten Mischung aus Vitaminen, Mineralstoffen und Kräuterextrakten behandelt. Nach 30 Tagen sank der durchschnittliche Blutzucker signifikant auf 152,8 ± 3,3 mg/dl ab. Die Autorinnen und Autoren folgern aus dem Ergebnis, dass das Nahrungsergänzungsmittel die Stoffwechsellage bei Betroffenen mit Diabetes mellitus Typ 2 verbessert.

Kritische Betrachtung

Das grundsätzliche Problem aller Prä-post-Studien ist die fehlende Unterscheidung zwischen Therapieeffekten, Plazeboeffekten, Effekten durch die Studienteilnahme an sich, natürlichem Verlauf und Effekten durch unbekannte Einflussgrößen. Im vorliegenden Beispiel ist es daher nicht möglich, die gemessenen Unterschiede im Nüchtern-Blutzucker der therapeutischen Intervention zuzuschreiben.

Zum einen wurden für die Studie gezielt Personen mit (momentan) sehr hohen Nüchtern-Blutzuckerwerten rekrutiert. Da der Nüchtern-Blutzucker insbesondere bei schlecht eingestellten Betroffenen mit Diabetes mellitus Typ 2 starken Schwankungen unterliegt, besteht eine hohe Wahrscheinlichkeit, dass der nächste gemessene Wert niedriger ausfallen wird als der vorangehende. Würde man hingegen bei der Rekrutierung bevorzugt Personen mit momentan niedrigem Blutzucker rekrutieren, wäre genau umgekehrt bei der zweiten Messung eher ein höherer Wert zu erwarten. Dieses statistische Phänomen bezeichnet man auch als **„Regression zur Mitte“** oder **„Regression to the Mean“**. Weil es Arzt oder Ärztin und Patientin oder Patient in der Vorher-nachher-Beobachtung einen Therapieerfolg vorgaukelt, wird es auch **„physician's friend“** genannt. Abb. 3 veranschaulicht dieses Phänomen.

Abb. 3: Regression to the Mean oder „Physician's friend“

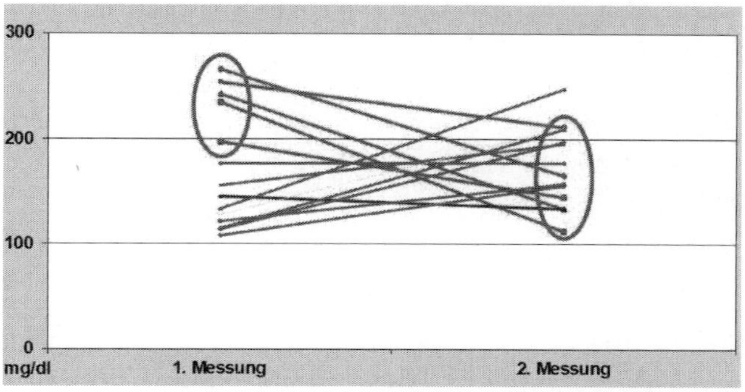

Vortäuschung einer Blutzuckersenkung beim 2. Wert durch gezielte Auswahl von Patientinnen und Patienten mit hohen Werten bei der 1. Messung

Zum anderen kann es durch den so genannten **Hawthorne Effekt** zu einer Fehleinschätzung von Ergebnissen einer Prä-post-Studie kommen. Dieses Phänomen beschreibt den Effekt auf Studienteilnehmerinnen und Studienteilnehmer, der alleine schon durch die Teilnahme an einer Studie bedingt ist. Im vorliegenden Beispiel könnte die Studienteilnahme die Betroffenen motiviert haben, ihre Diätvorschriften strenger zu befolgen oder sich der ärztlichen Empfehlung folgend vermehrt zu bewegen. Das Absinken des Nüchtern-Blutzuckerspiegels wäre dann die Folge der verbesserten Diätadhärenz und hätte mit der Kräutermischung nichts zu tun.

Weitere Fehlerquellen in unkontrollierten Studien sind der Plazeboeffekt durch die Einnahme des Arzneimittels und mögliche Störfaktoren, die in der Studie nicht erkannt oder nicht dokumentiert wurden – z. B. eine zu Beginn der Studie erfolgte Ernährungsberatung, wie sie bei der Behandlung von Betroffenen mit Diabetes mellitus üblich ist.

Interventionsstudie mit historischer Kontrolle

Aus heutiger methodischer Sicht war die Studie von Joseph Dietl eine Studie mit historischer Kontrolle. Zuerst wurden alle Patientinnen und Patienten mit Aderlass behandelt, dann wurde auf die ebenso wenig erfolgreiche Behandlung mit Brechweinstein umgestellt, und zuletzt behandelte der Wiener Arzt nur noch mit gesunder Ernährung und Bettruhe. Die Behandlung der Interventionsgruppe (in diesem Fall Diät) erfolgte also nicht zeitgleich mit der Behandlung der Kontrollgruppe (in diesem Fall Aderlass oder Brechweinstein). Studien mit historischer Kontrolle werden häufig in der Chirurgie angewandt. Zuerst werden alle Erkrankten mit einer bestimmten, traditionellen Operationstechnik behandelt. Dann entwickelt ein Chirurg aufgrund theoretischer und praktischer Überlegungen ein neues Verfahren und operiert ab diesem Zeitpunkt alle Kranken nach der neuen Methode. Oft sind aber die Betroffenen, die nach der alten Methode operiert wurden, nicht mit den Kranken, die mit neuer Technik behandelt wurden, vergleichbar.

Beispiel

Forschungsfrage: Ist die einmal wöchentliche Gabe von 35 mg Risedronat effektiv zur Prävention osteoporotischer Frakturen?

Die Effektivität der täglichen Gabe von 5 mg Risedronat zur Verhinderung von Frakturen wurde in Plazebo-kontrollierten Studien nachgewiesen. Es verbietet sich daher aus ethischen Gründen eine Testung der wöchentlichen Gabe im Vergleich zu Plazebo. Stattdessen wurden in einer einjährigen Studie 485 Patientinnen mit der wöchentlichen Tablette behandelt und prospektiv beobachtet. Ihre Fraktur-Rate wurde mit historischen Plazebo-Kontrollen aus den vorangegangenen Studien verglichen. Nur 1,2% der Patientinnen, die einmal wöchentlich 35 mg Risedronat erhielten, erlitten innerhalb des einjährigen Beobachtungszeitraums eine neue vertebrale Fraktur, während in der historischen Plazebogruppe die 1-Jahres-Frakturrate bei 5% lag. Das relative Frakturrisiko wurde also durch 35 mg Risedronat wöchentlich um 76% gesenkt [(5%-1,2%)/5%] (12).

Kritische Betrachtung

Das Problem aller Studien mit historischer Kontrolle ist die fehlende Gewissheit, dass das historische und das aktuelle Patientenkollektiv vergleichbar sind. Dem wird in manchen Fällen versucht, durch ein Matching der Probanden und Probandinnen zu begegnen, ähnlich wie in einer Fall-Kontroll-Studie. Diese Methode ist aber nicht geeignet, unbekannte Confounder (Faktoren, die das Ergebnis beeinflussen können) zu erkennen und zu vermeiden. So könnte beispielsweise im vorliegenden Fall die historische Kontrolle ein höheres Ausgangsrisiko für Frakturen gehabt haben, oder die Begleittherapie der Osteoporose war eine andere. Effekte, die im Vergleich zu historischen Kontrollen gezeigt werden, sind also mit gewisser Vorsicht zu interpretieren. Durch den Vergleich von 18 Studien mit historischen Kontrollen und 6 randomisiert kontrollierten Studien zur Antikoagulantientherapie des akuten Herzinfarkts konnte gezeigt werden, dass die historisch kontrollierten Studien den Therapieeffekt fälschlicherweise mehr als doppelt so hoch einschätzten wie die randomisiert kontrollierten Studien (13).

Nicht-randomisierte kontrollierte Studie

In der nicht-randomisierten kontrollierten Studie wird die Zuteilung zur Interventions-oder Kontrollgruppe nicht dem Zufall überlassen. Die Entscheidung treffen entweder die behandelnde Ärztin bzw. der behandelnde Arzt oder die Patientin und der Patient selbst, oder es werden zwei Studienzentren miteinander verglichen, von denen eines bei allen Patientinnen und Patienten die traditionelle Behandlung (Kontrolle) durchführt, und das andere die experimentelle, neue Therapie (Intervention).

Beispiel

Forschungsfrage: Führt die zusätzlich zur Standardchemotherapie applizierte Behandlung mit dem Anti-Angiogenesefaktor rh-Endostatin bei Patientinnen und Patienten mit neu diagnostiziertem, noch nicht metastasiertem Osteosarkom zu einer Steigerung der 5-Jahres-Überlebensrate?

In einer nicht-randomisierten kontrollierten Studie wurden 272 Personen mit Osteosarkom mit der Standardchemotherapie aus Doxorubicin, Cisplatin, HDMXT und Ifosfamid, und 58 zusätzlich mit dem Anti-Angiogenesefaktor rh-Endostatin behandelt. Die Entscheidung, ob die Behandlung nach Standard oder mit Anti-Angiogenesefaktor erfolgte, trafen die Betroffenen selbst. Die Nachbeobachtung erfolgte im Durchschnitt für 56 Monate. Die 5-Jahres-Überlebensrate wurde durch die Behandlung mit rh-Endostatin im Vergleich zur Kontrollgruppe von 74% auf 87% signifikant gesteigert (14).

Kritische Betrachtung

Das Problem der nicht-randomisierten Studie sind erfasste oder nicht erfasste Unterschiede zwischen Kontroll- und Interventionsgruppe. So unterschieden sich die beiden Gruppen in der vorliegenden Studie in den angegebenen Merkmalen zwar nicht signifikant, aber in der rh-Endostatin-Gruppe waren weniger Kinder <10 Jahren (8,6 versus 13,2%), mehr Frauen (37,9 versus 33,8%) und mehr Betroffene mit einer Tumorgröße unter 150 cm^3 (69 versus 63%). Angaben zur Tumorhistologie bzw. zum Malignitätsgrad wurden nicht gemacht. Es könnte also sehr wohl sein, dass bewusst oder unbewusst Personen mit einer besseren Prognose für die experimentelle Therapie selektiert wurden. Daran ändert auch die Tatsache nichts, dass die Betroffenen selbst die Entscheidung treffen konnten, da diese Entscheidung sicher durch den Rat der Ärztinnen und Ärzte beeinflussbar war. Aus den genannten Gründen gilt die nicht-randomisierte kontrollierte Studie eher als hypothesenbildend und in der Regel nicht als beweisend.

Randomisiert kontrollierte Studie

Die randomisiert-kontrollierte Studie gilt als Goldstandard der klinischen Studie und weist von allen Studientypen Behandlungseffekte mit der größten Zuverlässigkeit nach. Das Studiendesign erfordert eine zufällige Zuteilung der in die Studie eingeschlossenen Personen zur Kontroll- oder Interventionsgruppe (Randomisierung).

Doch zusätzlich zur Randomisierung werden noch weitere wichtige Qualitätskriterien gefordert. Zum einen muss das primäre Zielkriterium vor Studienbeginn festgelegt und in einer Studienregistrierung dokumentiert werden. Wünschenswert ist hier ein patientenrelevantes Studienziel (z.B. Mortalität, Lebensqualität, Frakturrate, Schmerzstärke), und nicht ein sogenannter Surrogatparameter (Blutdruck, Laborwerte, sonstige Messwerte technischer Untersuchungen). Wichtige öffentlich zugängliche Register für randomisiert kontrollierte Studien sind beispielsweise das Register der U.S. National Library of Medicine „ClinicalTrials.gov“ (https://clinicaltrials.gov) oder das ISRCTN-Registry der britischen Gesellschaft BioMedCentral (https://isrctn.com). Durch die Registrierung wird verhindert, dass nach Abschluss der Studie die Daten explorativ ausgewertet werden und die Studienautoren dann aus der Vielzahl der ausgewerteten Kriterien nur solche mit dem „genehmen“ Ergebnis publizieren. Diese in der Vergangenheit häufig praktizierten Vorgehensweisen werden als „multiples Testen“ und „selective reporting“ bezeichnet und entwerten die Aussagekraft einer klinischen Studie, selbst wenn sie randomisiert-kontrolliert durchgeführt wurde.

Ebenfalls von großer Bedeutung für die Aussagekraft einer randomisiert kontrollierten Studie sind ein durch den Untersucher unbeeinflussbares Randomisierungsverfahren, in der Regel durch einen computergesteuerten Zufallsgenerator, und das so genannte „Concealment of Allocation“, das heißt eine Geheimhaltung des Randomisierungsergebnisses bis die Entscheidung zur Studienteilnahme gefallen ist, um eine durch den Untersucher beeinflussbare Zuteilung von Patienten zu einer der beiden Behandlungsgruppen zu unterbinden.

Auch die Gabe eines im Aussehen der echten Therapie gleichenden Plazebos und die Verblindung sind wichtige Qualitätskriterien, um Plazeboeffekte als Grund für

Unterschiede zwischen den Behandlungsgruppen auszuschließen. Im optimalen Falle wird eine doppelte Verblindung vorgenommen, das heißt sowohl der Patient als auch der behandelnde Arzt wissen nicht, in welchem der beiden Behandlungsarme das wahre Medikament und in welchem das Scheinmedikament verabreicht wird.

Bei der Auswertung randomisiert kontrollierter Studien muss darauf geachtet werden, dass eine „Intention-to-treat-Analyse" durchgeführt wird und nicht nur eine „Per-protocol-Analyse". In erstere werden alle Patienten einbezogen, die für die Studie randomisiert wurden, in die letztere nur diejenigen, die das komplette Studienprotokoll durchlaufen haben. Bei der Per-protocol-Analyse besteht die Gefahr, dass beispielsweise Patienten, die das Studienmedikament schlecht vertragen, sich weigern, das Studienmedikament weiter einzunehmen und aus der Studie ausscheiden. Nehmen wir an, dass von 100 Patientinnen und Patienten ohne Behandlung (oder mit Plazebo-Behandlung) 20 versterben. Die Mortalität liegt in der Kontrollgruppe also bei 20%. Das neue Medikament, das in der Studie getestet werden soll, wird von Patientinnen und Patienten mit einer leichten Erkrankung deutlich besser vertragen, führt jedoch bei Patienten mit schwerer Erkrankung zu massiven Nebenwirkungen, so dass diese Patienten die Studie vorzeitig beenden. Genau diese Patienten haben aber ein hohes Todesfallrisiko. Von den 100 Patienten in der Verum-Gruppe beenden 20 schwerer Erkrankte die Studie vorzeitig wegen der unerwünschten Wirkungen und von diesen versterben (außerhalb der Studie zu einem späteren Zeitpunkt) 10. Von den 80 leichter Erkrankten, die die Behandlung vertragen, versterben ebenfalls 10. Im Falle einer Intention-to-treat-Analyse beträgt die Mortalität in beiden Gruppen 20%, da die ausgeschiedenen Personen mitgerechnet werden. In einer Per-protocol-Analyse beträgt die Mortalität in der Verum-Gruppe jedoch nur 12,5% (10 von 80), da die ausgeschiedenen Personen nicht mitgerechnet werden. Die Therapie hat dann scheinbar zu einer Absenkung der Mortalität von 20% auf 12,5% geführt.

Wichtige Fehlerquellen randomisiert kontrollierter Studien sind in Tabelle 1 zusammenfassend dargestellt.

Tabelle 1: Fehlerquellen randomisiert kontrollierter Studien

Multiples Testen	Es werden viele unterschiedliche statistische Tests angewandt. Bei der üblichen erlaubten Irrtumswahrscheinlichkeit von 5% für den Alpha-Fehler ist jeder 20. Test zufällig signifikant.
Selective Reporting	Aus vielen Ergebnissen werden nur diejenigen publiziert, welche die Hypothesen der Studienautorinnen und -autoren untermauern
Unverdeckte Randomisierung (fehlendes „Concealment of allocation")	Aus dem Randomisierungsverfahren kann abgeleitet werden, ob der nächste in die Studie aufgenommene Patient der Kontroll- oder der Interventionsgruppe zugeteilt wird. Hierdurch kann die Entscheidung zur Studienteilnahme und somit die Gruppenzusammensetzung beeinflusst werden.
Fehlende (doppelte) Verblindung	Die Kontrollgruppe bzw. Arzt oder Ärztin wissen, dass hier nicht oder nur mit einem Scheinmedikament behandelt wird. Der gemessene Therapieeffekt in der Verum-Gruppe könnte daher nur ein Plazeboeffekt sein.
Beschränkung der Auswertung auf eine Per-protocol-Analyse	Durch eine zwischen den Behandlungsgruppen unterschiedliche Wahrscheinlichkeit, aus der Studie auszuscheiden, kann der gemessene Therapieeffekt verzerrt sein.

Beispiel

Forschungsfrage: Führt die zusätzliche Gabe des Androgen-Rezeptor-Blockers Apalutamid bei Patienten mit metastasiertem Prostatakarzinom zu einer verbesserten Überlebensrate nach zwei Jahren?

In einer randomisierten, Plazebo-kontrollierten Studie wurden 525 Männer mit metastasiertem Prostatakarzinom zusätzlich zur Standardtherapie mit dem Androgenrezeptorblocker Apalutamid behandelt. 527 Kontrollpatienten erhielten ein gleich aussehendes Plazebo. Nach einer Beobachtungszeit von 24 Monaten lebten noch 82,4% der Patienten in der Apalutamid-Gruppe, während nur noch 73,5% der Patienten in der Plazebogruppe am Leben waren. Die prozentuale (relative) Reduktion des Mortalitätsrisikos betrug somit 10,8% [(82,4 – 73,5)/82,4] (15).

Kritische Betrachtung

Diese randomisiert kontrollierte Studie erfüllt im Wesentlichen alle Qualitätskriterien. Sie wurde vor Studienbeginn im ClinicalTrials.gov-Register angemeldet. Es erfolgte eine verdeckte Randomisierung und doppelte Verblindung. Die Auswertung folgte dem Intention-to-treat-Prinzip hinsichtlich prädefinierter primärer Zielkriterien. Kritisch anzumerken ist, dass die Studie durchweg vom Hersteller des getesteten Medikaments nicht nur finanziert, sondern auch geplant und ausgewertet wurde. Aus Sicht der evidenzbasierten Medizin wäre daher eine von Interessenkonflikten unabhängige Überprüfung des Studienergebnisses wünschenswert.

Kritische Zusammenfassung

Klinische Studien stellen die einzige Möglichkeit dar, die Auswirkungen medizinischer Maßnahmen objektiv zu überprüfen. Der Goldstandard der klinischen Studie ist die randomisiert kontrollierte Studie, aber auch bei diesem Studientyp gibt es zahlreiche Fehlermöglichkeiten und Fallstricke. Es lohnt sich daher, die Veröffentlichungen von klinischen Studien kritisch zu lesen und die berichteten Details kritisch zu hinterfragen. Nicht-randomisierte und nicht-kontrollierte Interventionsstudien lassen in der Regel keine zuverlässigen Aussagen über therapeutische Effekte zu. Alle Nicht-interventionellen Studien (deskriptive Studien, Beobachtungsstudien) dienen in erster Linie der Generierung von Hypothesen, die dann in interventionellen Studien, im Optimalfall in randomisiert kontrollierten Studien überprüft werden müssen. Unter den nicht-interventionellen Studien weisen die Kohortenstudien die höchste Aussagekraft auf. Rückschlüsse von (statistischen) Zusammenhängen auf Kausalität dürfen nur mit großer Vorsicht und kritischer Zurückhaltung gezogen werden.

Insgesamt stellen klinische Studien den Versuch einer Annäherung an Wahrheit mittels statistischer Methoden dar. Jegliche Form von Statistik erlaubt jedoch nur, Hypothesen mit einer bestimmten Wahrscheinlichkeit anzunehmen oder zu verwerfen. Man muss immer im Blick behalten, dass hier je nach vorgegebenen Fehlergrenzen falsch entschieden wird. Tatsächlich hat der kritische Methoden-Forscher John Ioannidis der berühmten Standford University nachgewiesen, dass sich etwa 50% aller Ergebnisse von klinischen Studien im Nachhinein als falsch herausstellen (16).

Literatur

1. Bacon R. Opus majus ad Clementem IV, Pontificem Maximum. 1266;
2. Kappstein S. Paracelsus: Magische Unterweisungen. Bern: Morzsinay; 1980. 128 S.
3. Lind J. Treatise of the scurvy. Sands Murray Cochran. 1753;Edinburgh.
4. Dietl J. Der Aderlass in der Lungenentzündung. Kaulfuss Witwe Prandel Comp. 1849;1–128.
5. Stukeley W. Memoirs of Sir Isaac Newton's life [Internet]. 1752 [zitiert 6. Juli 2019]. Verfügbar unter: https://en.wikisource.org/wiki/Index:Memoirs_of_Sir_Isaac_Newton%27s_life.djvu
6. Brüsemeister T. Qualitative Forschung: Ein Überblick. In: Qualitative Forschung [Internet]. Wiesbaden: VS Verlag für Sozialwissenschaften; 2008 [zitiert 5. Juli 2019]. S. 53–228. Verfügbar unter: http://link.springer.com/10.1007/978-3-531-91182-3_2
7. McEwan SR, Davey PG. Ciprofloxacin and tenosynovitis. Lancet Lond Engl. 15. Oktober 1988;2(8616):900.
8. BfArM. Rote-Hand-Brief zu Fluorchinolon-Antibiotika: Schwerwiegende und anhaltende, die Lebensqualität beeinträchtigende und möglicherweise irreversible Nebenwirkungen. 8. April 2019 [zitiert 8. Juli 2019]; Verfügbar unter: https://www.bfarm.de/SharedDocs/Risikoinformationen/Pharmakovigilanz/DE/RHB/2019/rhb-fluorchinolone.html
9. Hoffmann K, van Bijnen EM, George A, Kutalek R, Jirovsky E, Wojczewski S, u. a. Associations between the prevalence of influenza vaccination and patient's knowledge about antibiotics: A cross-sectional study in the framework of the APRES-project in Austria. BMC Public Health. Dezember 2015;15(1):981.
10. Liu M, Ou J, Zhang L, Shen X, Hong R, Ma H, u. a. Protective Effect of Hand-Washing and Good Hygienic Habits Against Seasonal Influenza: A Case-Control Study. Medicine (Baltimore). März 2016;95(11):e3046.
11. Maarsingh OR, Henry Y, van de Ven PM, Deeg DJ. Continuity of care in primary care and association with survival in older people: a 17-year prospective cohort study. Br J Gen Pract J R Coll Gen Pract. August 2016;66(649):e531-539.
12. Watts NB, Lindsay R, Li Z, Kasibhatla C, Brown J. Use of matched historical controls to evaluate the anti-fracture efficacy of once-a-week risedronate. Osteoporos Int J

Establ Result Coop Eur Found Osteoporos Natl Osteoporos Found USA. Juni 2003;14(5):437–41.

13. Schumacher M, Schulgen G. Methodik klinischer Studien: methodische Grundlagen der Planung, Durchführung und Auswertung. Dritte, überarbeitete Auflage. Berlin Heidelberg: Springer; 2008. 436 S. (Statistik und ihre Anwendungen).
14. Xu H, Huang Z, Li Y, Zhang Q, Hao L, Niu X. Perioperative rh-endostatin with chemotherapy improves the survival of conventional osteosarcoma patients: a prospective non-randomized controlled study. Cancer Biol Med. Februar 2019;16(1):166–72.
15. Chi KN, Agarwal N, Bjartell A, Chung BH, Pereira de Santana Gomes AJ, Given R, u. a. Apalutamide for Metastatic, Castration-Sensitive Prostate Cancer. N Engl J Med. 4. Juli 2019;381(1):13–24.
16. Ioannidis JPA. Why Most Published Research Findings Are False. PLoS Med. 30. August 2005;2(8):e124.

Grenzen der Medizinischen Wissenschaft

Von Peter Chiba

Lernziele:

- Erkennen der Anwendbarkeitsgrenzen von wissenschaftlichen Erkenntnissen im Kontext ärztlichen Handelns
- Status praesens der Disseminierung und Qualitätskontrolle von wissenschaftlichen Publikationen
- Beurteilungskriterien für die Qualität von Evidenz
- Systematische Fehler
- Fehlverhalten

Alle personenbezogenen Bezeichnungen sind geschlechtsneutral zu verstehen. Im Sinne der Lesbarkeit des Dokuments wurde eine Form verwendet.

Einführung

Medizin ist die Wissenschaft und Praxis der Diagnosestellung, Prognoseabschätzung, der Behandlung und der Prävention von Erkrankungen. Die frühen Hochkulturen (Ägypten, Mesopotamien, China und Indien) haben schriftliche Aufzeichnungen zur Heilkunst hinterlassen. Die ältesten dieser Dokumente datieren in das dritte Jahrtausend vor unserer Zeitrechnung und decken damit nur den Zeitraum der rezentesten 1.5% Prozent der Entwicklungsgeschichte des Homo sapiens ab. Im Rahmen der Aufklärung wurde das medizinische Handeln zunehmend auf die Grundlage nachvollziehbarer Evidenz gestellt. In größerem Umfang geschah dies erst ab Mitte des 19. Jahrhunderts (also über den Zeitraum der letzten 170 Jahre), wobei die Biologie, Physik, Chemie und Vererbungslehre eine wesentliche Rolle für die Medizin zu spielen begannen. Gefördert wurde dieser Prozess unter anderem durch Entwicklungen auf dem Gebiet der Erkenntnistheorie (Epistemologie) und Fortschritte auf dem Gebiet der Statistik. In den letzten Jahrzehnten wurde die moderne Medizin wesentlich durch die im Bereich der Biowissenschaften erfolgende Technologieentwicklung geprägt und vorangetrieben.

Wissensdatenbanken

Eine Quelle für Informationen zu wissenschaftlichen Veröffentlichungen stellen Datenbanken dar. Betreiber sind regierungsnahe oder akademische Institutionen, sowie kommerzielle Anbieter. Einige dieser Datenbanken werden manuell kuratiert, wobei dies durch die Anzahl der täglich erscheinenden Publikationen zunehmend schwieriger wird. Daher übernehmen heute oft Algorithmen diese Aufgabe. Eine der breit verwendeten Plattformen ist *PubMed* (www.ncbi.nlm.nci.gov/pubmed), eine vom National Center for Biotechnology Information der National Institutes of Health (US) betriebene Metadatenbank, die unter anderem das Abrufen wissenschaftlicher Artikel im pdf Format erlaubt. Das *Web of Knowledge* (www.webofknowledge.com, Clarivate Analytics, früher Thompson Reuters, davor Institute for Scientific Information (ISI)) stellt Informationen zur autoren- und publikationsbezogenen Bibliometrik (das Web of Science umfasst gegenwärtig mehr als 13.000 Zeitschriften) und zu Zeitschriften (Journal Citation Reports, www.jcr.clarivate.com) zur Verfügung. Dieses Service ist kostenpflichtig, wird aber von Universitäten im Allgemeinen bereitgestellt. Informationen zu chemischen Entitäten, einschließlich der entsprechenden Patentliteratur, wird auf der von der *American Chemical Society* betriebenen Plattform SciFinder zur Verfügung gestellt (www.scifinder.cas.org)

Akademische Plattformen sind Alternativen zu kommerziellen Anbietern. Ein Beispiel ist Eigenfactor.org (www.eigenfactor.org), ein von der „University of Washington“ betriebenes Portal. Hier sind Informationen zu wissenschaftlichen Publikationen (scholarly publishing) und alternativen bibliometrischen Verfahren abrufbar. Gegenwärtig werden in allen (auch nichtmedizinischen Fachrichtungen) im Jahr ungefähr 2,5 Millionen Arbeiten in 34.500 begutachteten Zeitschriften publiziert (Klement Tockner (gegenwärtiger Präsident des Österreichischen Forschungsfonds) & Jonathan Jeschke (FU Berlin) in: *Laborjournal* 2017 (www.laborjournal.de)). Man sollte sich daher vergegenwärtigen, dass die Disseminierung wissenschaftlicher Publikationen zu einem von wirtschaftlichen Interessen getriebenen Industriezweig geworden ist. Das Gesamtbudget entspricht in der Höhe etwa dem für globale Militärausgaben. Wissenschaft und Forschung wurden daher in der oben genannten Publikation als globales „Unternehmen“ bezeichnet, in dem die Verlage (57 größere Verlagsgruppen unter Führung von Reed-Elsevier, Springer, Wiley-Blackwell, Taylor & Francis und SAGE) eine Schlüsselstellung einnehmen. Einige Zeitschriften werden von wissenschaftlichen Gesellschaften herausgegeben, die damit nicht unwesentliche Geldmittel lukrieren. Die oben genannten fünf großen kommerziellen Verlagsgruppen erzielen rund die Hälfte des Gesamtbranchenumsatzes von nahezu 60 Milliarden Euro im Jahr (Stand 2019). Die Zahl der Wissenschaftler liegt weltweit bei rund 9 Millionen. Da die Forschungsförderung in großen Bereichen aus öffentlichen Mitteln finanziert wird, ist die populärwissenschaftliche Aufbereitung von Inhalten eine heute von Wissenschaftlern geforderte Basisqualität. Erkenntnisse, die zum jeweiligen Zeitpunkt als bahnbrechend angesehen werden, werden oftmals durch Artikel in Zeitungen wie der „New York Times" einem größeren Leserkreis bekanntgemacht, bevor die Originalpublikation in facheinschlägigen wissenschaftlichen Zeitschriften erscheint. Bei größeren wissenschaftlichen Tagungen wurden zuletzt neben wissenschaftlich arbeitenden Personen auch immer wieder Börsenmakler unter den registrierten Teilnehmern gefunden. Dies illustriert die der Biowissenschaft heute in der Wirtschaft zugemessene Bedeutung.

Kontrolle der Qualität medizinischer Publikationen

Folgende Qualitäts-Kontrollsysteme zählen in der biomedizinischen Forschung zum etablierten Standard:

Peer-Review

Der Peer-Review stellt einen der Eckpfeiler der Qualitätskontrolle wissenschaftlicher Publikationen dar. Ein bei einer Zeitschrift eingereichtes Manuskript wird nach Einreichung einem „subject editor" zugeordnet, der die Arbeit an auf diesem Gebiet arbeitende, qualifizierte Wissenschaftler mit dem Ersuchen um die Erstellung eines Gutachtens aussendet (in der Regel zwei, bei diskrepanten Einschätzungen weiterere Gutachter). Die Gutachtertätigkeit geschieht unentgeltlich und ist zeitaufwändig. Die Mehrzahl der Anfragen wird daher in der Regel abgelehnt. Von Seiten der Autoren können bei Bestehen einer Konkurrenzsituation Gutachter im Rahmen der Einreichung ausgeschlossen werden. Diese Möglichkeit sollte allerdings sparsam eingesetzt werden. Dem Ersuchen wird in den meisten Fällen Folge geleistet. Man sollte sich darüber klar sein, dass Gutachter das Erscheinen von Publikationen verzögern können, um mit eigenen Publikationen einen Erstanspruch zu begründen, von dem oft die Vergabe von kompetitiv vergeben Drittmitteln abhängt. Dies ist selbstverständlich illegal und wird bei Bekanntwerden geahndet.

Die Formatvorgaben für den Peer-Review hängen stark von der jeweiligen Zeitschrift ab. Die eingereichten Arbeiten werden im Rahmen eines vorgegebenen Scorings bewertet und entweder ohne Änderung angenommen, Änderungen vorgeschlagen, oder die Arbeit wird abgelehnt. Die Gutachter stellen den Autoren meist detaillierte Kommentare zur Verfügung. Es kann vorkommen, dass die Herausgeber die Entscheidung fällen, dass das eingereichte Manuskript nicht zur Begutachtung ausgesandt wird. In diesem Fall ist ein Rekurs möglich, die Entscheidung wird aber nur in gut begründeten Fällen revidiert. Die Anonymität der Gutachter bleibt gegenüber den Autoren im Regelfall gewahrt, umgekehrt sind aber die Autoren dem Gutachter bekannt. Die Qualitätskontrollfunktion des Peer-Review wird von Zeitschriften in unterschiedlicher Weise wahrgenommen. Ein interessantes Experiment im Hinblick auf die Qualität des Peer-Review wurde vor einigen Jahren von einem Korrespondenten der Zeitschrift „Science" durchgeführt. Arbeiten wurden im Mad Libs Format (siehe Wikipedia) generiert und mit offensichtlichen und gravierenden Mängeln versehen. Im Folgenden wurden sie bei einer größeren Anzahl von facheinschlägigen wissenschaftlichen Zeitschriften eingereicht. Die Ergebnisse finden Sie unter https://science.sciencemag.org/content/342/6154/60 (Bohannon, 2013).

Methodik und statistische Qualität

Die Beschreibung der in den Publikationen zur Anwendung kommenden Methoden gewährleistet die Nachvollziehbarkeit. Die meisten Zeitschriften sind in jüngster Zeit dazu übergegangen, zusätzlich zu fachlich einschlägigen Gutachten auch statistische Gutachten einzuholen, um Mängel im Bereich der statistischen Prozessierung der Daten hintanzuhalten.

Wissenschaftlicher Diskurs

Eine weitere wesentliche Qualitätskontrolle stellt die Diskussion von Ergebnissen mit anderen Wissenschaftlern dar, die auf mehreren Ebenen stattfindet. An erster Stelle steht die Diskussion mit anderen Gruppenmitgliedern innerhalb der Forschungsgruppe und der Organsationseinheiten (Progress Reports) oder semesterweise oder jährlich abgehaltenen Retreats. Der Diskurs mit anderen Forschungsgruppen erfolgt bei wissenschaftlichen Fachtagungen. Der Austausch mit anderen Wissenschaftlern geht im Allgemeinen der Veröffentlichung in Zeitschriften voraus. Nach Veröffentlichung erfolgt der Diskurs in Form von Briefen an den Herausgeber (Letters to the editor) oder im direkten Kontakt mit dem korrespondierenden Autor (‚corresponding author'). Ein Austausch erfolgt zunehmend auch über Plattformen im Internet (z.B. Research Gate; www.reserachgate.net).

Bibliometrische Kenngrößen

Impact Factor

Der Impact Factor (IF) ist die geläufigste bibliometrische Kenngröße für die Qualität einer wissenschaftlichen Zeitschrift. Er wird zur Beurteilung der durchschnittlichen Qualität einer wissenschaftlichen Zeitschrift herangezogen. Errechnet wird der IF aus der Anzahl aller Zitate, die Publikationen in einer bestimmten Zeitschrift über den Zeitraum der vergangenen beiden Jahre erhalten haben, geteilt durch die Anzahl der in dieser Zeitschrift erschienenen Publikationen. Der IF gibt also die Anzahl der Zitate an, die ein Artikel in einer bestimmten Zeitschrift in der vergangenen Zweijahresperiode durchschnittlich erhalten hat. Eine Publikation kann aber selbstverständlich öfter oder seltener als dem Durchschnitt entsprechend zitiert werden und gibt also über die Qualität der individuellen Publikation keine Auskunft.

H-Index

Der Hirsch oder H-Index ist die geläufigste personenbezogene bibliometrische Kenngröße für die kumulative Publikationsqualität. Der H-Index entspricht der (größtmöglichen) Anzahl von Publikationen eines Wissenschaftlers, die mindest diese Anzahl von Zitierungen erhalten haben. Ist der H-Index eines Autors z.B. 50, bedeutet dies, dass 50 Publikationen dieses Autors mindest 50 Zitierungen erhalten haben.

Qualität der Evidenz

Das ärztliche Handeln sollte wissensbasiert und nachvollziehbar sein. Das bedeutet, dass man sein Handeln am augenblicklichen Stand des kollektiven medizinischen Wissens im Fachgebiet orientieren sollte. So einfach diese Regel scheint, so kompliziert ist sie in vielen Fällen anwendbar. Dies beruht entweder auf dem Fehlen von Information, oder dem Vorliegen sich widersprechender Publikationen, aus denen keine gültige Handlungsweise abzuleiten ist. Eine erste Anlaufstelle für Empfehlungen sind die Internetportale der ärztlichen Fachgruppen, die oft akkordierte Richtlinien publizieren oder die Seiten der Cochrane Library (www.cochranelibrary.com). Wenn dort keine Handlungsrichtlinien zu finden sind, stellen die Internetportale renommierter Universitäten eine Alternative dar. Auch der direkte Austausch mit Experten kann heute einfach gesucht werden (z.B. über die Internetplattform von „Research Gate"). PubMed liefert möglicherweise rezente Übersichtsartikel. Wenn dies nicht der Fall ist, müssen die Originalarbeiten gelesen werden. Für eine kritische Beurteilung ist die Qualität der Evidenz ausschlaggebend. Diese wird nach der *Grade Workgroup* folgendermaßen klassifiziert (www.gradeworkinggroup.org):

I. Große randomisierte Studien mit klaren Resultaten; geringes Risiko von falsch positiven (α-Fehler) oder falsch negativen (ß-Fehler)
II. Kleine, nicht randomisierte Studien mit unklaren Resultaten; moderates bis hohes Risiko falsch Positiver und falsch Negativer
III. Nicht randomisierte Studien mit zeitgleichen Kontrollen
IV. Nicht randomisierte Studien mit historischen Kontrollen

V. Fallserien, unkontrollierte Studien und Expertenmeinungen

Systematische Fehler

Systematische Fehler werden im Englischen als „Bias“ bezeichnet. Sie sind eine häufige Ursache unzulänglichen ärztlichen Handelns. Nicht immer sind Fehler in Studien offensichtlich, oder leicht auszumachen. Im Folgenden werden Beispiele für häufig gemachte systematische Fehler gelistet, wobei die in der Fachliteratur gebrauchte englische Terminologie verwendet wird.

Bias in concept: Das Konzept weist einen systematischen Fehler auf.

Bias in design: Das Studiendesign führt zu einem systematischen Fehler.

Selection bias: Es liegen systematische (oft demographische) Unterschiede in der Rekrutierung von Probanden zu den einzelnen Studiengruppen vor. Diese können z.B. die Alters- oder Geschlechtsverteilung, den Ernährungszustand, das Körpergewicht oder die Ethnie betreffen.

Publication bias: Studien mit positiven (signifikanten) Ergebnissen können einfacher publiziert werden, als solche mit negativen (nicht-signifikanten) Ergebnissen.

Time lag bias: Studien mit positiven Ergebnissen werden früher publiziert, als solche mit negativen Ergebnissen.

Citation bias: Die Zitate werden von den Autoren nicht ausgewogen ausgewählt und stellen somit die Datenlage in verzerrter Weise dar. Autoren können z.B. auf diese Weise versuchen, mit ihren Daten übereinstimmenden Ergebnissen eine höhere Gewichtung zu geben, als solchen, die ihnen widersprechen.

Language bias: Englischsprachige Publikationen sind heute der Standard. Sie werden häufiger zitiert als Publikationen, die in anderen Sprachen verfasst sind.

Reporting bias: Es werden nicht alle in einer Studie erhobenen Daten veröffentlicht. Beispielsweise werden in vielen Fällen Werte für Laboranalyte, die in den Gruppen keine Unterschiede aufweisen, nicht angeführt. Ebenso kann es vorkommen, dass Beobachtungen nicht als studienrelevant betrachtet werden und deshalb nicht in die publizierten Datensätze aufgenommen werden.

Performance bias: eine auf systematischer Basis erfolgende Ungleichbehandlung von Patientengruppen in Bereichen, die von der Studie nicht direkt erfasst werden.

Attrition bias: eine unterschiedliche Anzahl von Studienabbrüchen in den einzelnen Studiengruppen kann zu inkorrekter Statistik führen.

Detection bias: Systematische Unterschiede in der Messung oder Erhebung von Daten in den unterschiedlichen Patientengruppen.

Length bias: Die zeitlich begrenzte Dauer einer Studie bedingt, dass oft anstelle der Inzidenz die Prävalenz von Ereignissen herangezogen wird. Dieser Einfluss ist naturgemäß bei kürzerer Studiendauer stärker.

Hawthorne bias: Die Rekrutierung zu einer Studie kann die Einstellung von Personen zum Untersuchungsgegenstand verändern.

Berkson's bias: Als Kontrollen werden Spitalskontrollen herangezogen. Diese stellen aber oft nicht eine repäsentative Kontrollgruppe für gesunde Personen dar, da sie aufgrund von Erkrankungen hospitalisiert sind.

Lead time bias: Patienten werden derselben Studiengruppe zugeteilt, obwohl unterschiedliche Stadien der Erkrankung vorliegen.

(weiterführende Information auf www.cochrane.org)

Die angeführten Arten eines Bias bedingen, dass Wahrnehmungsverzerrungen eintreten und damit Schlüsse, die aus vorliegenden Daten gezogen werden, inkorrekt sind. Randomisierte kontrollierte Studien (engl: randomized controlled trials, RCT) stellen den Goldstandard für die Durchführung von Studien unter Bedachtnahme auf die Vermeidung systematischer Fehler dar. Eine unbewusste Beeinflussung von Arzt und Patient wird vermieden, indem man Doppelverblindung verwendet, d.h. weder Arzt noch Patient wissen, ob die Behandlung mit dem Verum oder einem Placebo erfolgt. Bedenken Sie aber, dass eine Verblindung nicht in allen Fällen möglich ist (z.B. Studien, die den Vorteil einer OP gegenüber einer konservativen Therapie untersuchen; OP-Narben sind offensichtlich und können nicht verblindet werden).

Studienendpunkte und Anwendbarkeit von Studienergebnissen für die ärztliche Praxis

Die Anwendung der Empfehlungen wissenschaftlicher Studien kann in der klinischen Praxis unter Umständen zu diskrepanten Ergebnissen führen. Eine der Ursachen liegt bei korrekt durchgeführten Studien darin, dass Surrogatparameter gemessen werden, die leichter zu erheben sind, als Parameter, die sich einer Erhebung entziehen. Beispiele für Surrogatparameter sind die Herzfrequenz als Maß für eine Angstempfindung, oder die Serumlipidspiegel als Maß für das Auftreten von Gefäßerkrankungen. Klinisch relevante Outcomes sind u.a. die Mortalität (Sterblichkeit), die Überlebenszeit, die Morbidität, oder Impairment-Skalen, die quantifizierbare Aussagen über die körperlichen und psychosozialen Folgen einer Behandlung im Vergleich mit einer anderen Behandlung machen.

Die Verwendung von Surrogatmarkern kann ein Grund sein, warum manchmal durch Ergebnisse von klinischen Studien nahegelegte Empfehlungen im medizinischen Alltag nicht zu einem Benefit für den Patienten führen. Nachfolgend werden zwei Beispiele aus der kardiologischen Praxis genannt: Für Klasse 1c Antiarrhythmika wurde 1991 gezeigt, dass die Mortalität durch proarrhythmische Ereignisse in der Verumgruppe deutlich gegenüber der Placebogruppe erhöht war (Echt et al., 1991). Die Substanzen zeigten aber gute antiarrhythmische Wirkung im Sinne einer Normalisierung des EKGs bei Verabreichung der Arzneistoffe. Die erhöhte Mortalität konnte dieser Surrogatmarker aber im konkreten Fall nicht vorhersagen. Ebenso wurde 1974 ein Artikel veröffentlicht, der die Anwendung von Lidocain zur Verhinderung von Kammerflattern bei Patienten mit Herzinfarkt beschrieb (Lie et al., 1974). Einige Jahre später wurde durch weitere Untersuchungen klar, dass Lidocain bei Patienten mit Herzinfarkt zwar das Auftreten eines Kammerflatterns verhindern kann, aber die Patienten vermehrt an einem plötzlichen Herztod sterben (Carruth et al., 1982). In beiden Fällen zeigte das Surrogat „Normalisierung einer Rhythmusstörung im EKG" keine Korrelation mit dem eigentlich relevanten klinischen Outcome einer längeren Überlebenszeit.

Bei terminal kranken Menschen wird oft die 28 Tage Überlebensrate ermittelt und als Kriterium für die Sinnhaftigkeit einer durchgeführten Therapie ins Treffen geführt. Die Lebensqualität bleibt jedoch in vielen Fällen unberücksichtigt (Fritsche, 1996).

Missbrauch

Auf die teils enge Verflechtung zwischen biomedizinischer und klinischer Forschung mit wirtschaftlichen Interessen wurde bereits hingewiesen. Missbrauch wird allerdings aufgrund der hohen Standards im wissenschaftlichen Bereich im Regelfall hintangehalten. Ein Beispiel rezenten unethischen Verhaltens war die Geneditierung in der Keimbahn (germ line gene editing) mit der CRISPR/cas Technologie durch einen Wissenschaftler an einer Universität in Shenzhen. Das Verhalten hat zu einer sehr deutlichen und klaren Reaktion seitens der wissenschaftlichen Gemeinschaft weltweit geführt (www.nap.edu/read/25343/chapter/1), in der das Vorgehen unter Verweis auf die Indikationsstellung, die Intransparenz in der Vorgehensweise und den derzeitigen Stand der Forschung, der Risiken nicht zur Gänze ausschließen kann, scharf kritisiert wurde.

Eine weiterer gravierender Missbrauch ist die Fälschung von Daten. Ein vielzitierter Fall betraf 2009 die Anästhesie (Marret E et al., 2009). Ein Forscher hatte mindestens 21 Artikel zum Thema Schmerztherapie gefälscht. Die Artikel wurden umgehend aus den Datenbanken genommen und dem Arzt wurde die Zulassung entzogen. Da wissenschaftliche Erkenntnisse rasch von anderen Personen falsifiziert werden können, wenn sie nicht den Tatsachen entsprechen, ist ein effizientes Korrektiv bei Datenfälschungen gegeben.

Interessenskonflikte

Die Offenlegung von Interessenskonflikten ist bei Publikation in Spitzen- und Standardzeitschriften gängige Praxis. Die Offenlegung eines „conflict of interest" betrifft z.B. Finanzierungen, Firmenbeteiligungen, Konkurrenzverhältnisse, die Förderung durch nicht kompetitiv vergebene Drittmittel, etc.

Fehlerhafte Statistik und mangelnde Power

Oft zeigen medizinische Studien im Rahmen der Überprüfung einer Hypothese negative Resultate, die die Hypothese zu falsifizieren scheinen. In diesen Fällen muss die Power der Studie kritisch überprüft werden. Man benötigt zur Vermeidung von ß-Fehlern vor Beginn der Studie eine Abschätzung der erforderlichen Anzahl von Studienteilnehmern. Dies kann *a priori* schwierig sein, da zum Zeitpunkt der Studienplanung das Ausmaß der zu erwartenden Unterschiede zwischen den Patientengruppen meist nicht bekannt ist.

Grund für ein Fehlen der Aussagekraft von Studien ist also oft eine zu geringe Power, z.B. weil Erkrankungen selten sind, die Datensätze hohe Variabilität aufweisen oder nicht planbare Zwischenfälle auftreten. Um die Erfolgswahrscheinlichkeit abschätzen zu können, empfiehlt sich Folgendes:

- Eine Poweranalyse, die überprüft, wie viele Patienten in die Studie eingeschlossen werden müssen, um aussagekräftige Daten bezüglich der Hypothese zu liefern.
- Soferne möglich, eine Metaanalyse, die mehrere Studien mit ähnlicher Hypothese analysiert, um allenfalls vorhandene Unterschiede, die in den einzelnen Studien keine Signifikanz erreicht haben, zu detektieren.
- Durchführung von Multi-Center-Studien: diese erleichtern das Erreichen ausreichend hoher Patientenzahlen.
- Eine umsichtige Patientenselektion, die die Variabilität durch einheitliche Patientenkollektive verringert.
- Für seltene Erkrankungen können Daten auf Internetplattformen, wie zum Beispiel dem orpha.net (www.orpha.net) zusammengeführt werden, um ausreichend hohe Fallzahlen zu erreichen.

Studienfinanzierung

Outcome-Studien zur Evaluierung von Therapien werden oft über längere Zeiträume und mit großen Probandenzahlen durchgeführt. Daher sind klinische Studien nicht von den durchführenden Spitälern finanzierbar. Viele klinische Studien werden daher von Herstellern der Medizinprodukte unterstützt. Theoretisch könnte ein Sponsor versuchen, die Publikation einer Studie zu verhindern, die die Unwirksamkeit eines Medikaments zeigt. Die medizinischen Universitäten nehmen daher im Rahmen von Vertragsabschlüssen zur Forschungsfinanzierung durch Firmen (nach §27 UG2002) bei der Errichtung des Vertragswerks darauf Bedacht, dass das Publikationsrecht in jedem Fall gewahrt bleibt.

Behandlungsrichtlinien / State-of-the-art und Paradigmenwechsel

Trotz der stetig steigenden Zahl von wissenschaftlichen Veröffentlichungen ist in weiten Bereichen eine Standardisierung der ärztlichen Vorgehensweise nicht gegeben. In vielen Bereichen ist Evidenz nicht in ausreichender Weise vorhanden. Zudem sind Individuen und damit auch Patienten unterschiedlich. Sie werden aber in vielen Studien (wie übrigens auch im Bildungssystem), als gleich angesehen. Dies führt oft nicht zum gewünschten Resultat. Precision Medicine (personalized medicine) stellt die Individualität des Patienten in den Vordergrund. Die Durchführung großer klinischer Studien mit der Zuordnung vergleichbarer Patienten zu den einzelnen Studiengruppen erfordert folglich eine klare Definition und Festlegung der vergleichbaren Kenngrößen innerhalb einer diversen Patientengruppe. Zudem sollte bedacht werden, dass ein gelegentlich erforderlicher Wechsel im Denken, der durch eine neue Datenlage notwendig wird, oft nur langsam einsetzt.

Literatur

Bohannon J „Who's afraid of peer review", Science, 04 Oct 2013, 342(6154)60- 65, doi: 10.1126/science.342.6154.60.

Carruth JE, Silverman ME. "Ventricular fibrillation complicating acute myocardial infarction: reasons against the routine use of lidocaine", Am Heart J., Sep 1982, 104(3)545-50.

Echt DS, Liebson PR, Mitchell LB, Peters RW, Obias-Manno D, Barker AH, Arensberg D, Baker A, Friedman L, Greene HL, et al. "Mortality and morbidity in patients receiving encainide, flecainide, or placebo. The Cardiac Arrhythmia Suppression Trial". N Engl J Med., 21 Mar 1991;324(12)781-8.

Fritsche P. [Ambivalence to prolonging life from the medical ethics viewpoint], Anaesthesist, Jan 1996, 45(1):99-109.

Lie KI, Wellens HJ, van Capelle FJ, Durrer D. "Lidocaine in the prevention of primary ventricular fibrillation. A double-blind, randomized study of 212 consecutive patients". N Engl J Med., 19 Dec 1974; 291(25)1324-6.

Marret E, Elia N, Dahl JB, McQuay HJ, Møiniche S, Moore RA, Straube S, Tramèr MR. "Susceptibility to fraud in systematic reviews: lessons from the Reuben case". Anesthesiology. Dec 2009;111(6)1279-89. doi: 10.1097/ALN.0b013e3181c14c3d.

Datenbanken zu klinischen Studien

U.S. National Institutes of Health (NIH): www.clinicaltrials.gov

International clinical trials registry: www.who.int

Cochrane community: non-profit organization with the mission to make current medical information and evidence for therapeutic issues commonly available: www.cochranelibrary.com, www.austria.cochrane.org

Datenschutz

Von Christoph Rinner

Lernziele

Die Studierenden sollen die Bedeutung des Datenschutzes im Zusammenhang mit den höchst sensiblen, vertraulichen Patientendaten verstehen. Lernziele sind:

- Verstehen, was Datenschutz bedeutet. Kennenlernen der rechtlichen Grundlagen;
- Erlernen der Grundsätze für die Verarbeitung von personenbezogenen Daten;
- Kennenlernen der technischen Rahmenbedingungen zum Schutz der Privatsphäre.

Einleitung

Daten können als das Geld der digitalen Wirtschaft angesehen werden. Die heutige Situation im Umgang mit personenbezogenen Daten kann damit verglichen werden, dass den Bürgern Geld aus der Hosentasche gezogen wird, ohne dass sie es merken. Sie wissen weder wie viel Daten es sind noch wer sie bekommt.

Das Grundrecht auf Datenschutz hat in Österreich Verfassungsrang. Datenschutz ist der Anspruch von „jedermann" auf **Geheimhaltung** der ihn betreffenden **personenbezogenen Daten**, soweit ein schutzwürdiges Interesse daran besteht. Dieser Anspruch kann zusätzlich noch um das **Recht auf Auskunft** über die Verarbeitung solcher Daten, auf **Richtigstellung** unrichtiger Daten und auf **Löschung** unzulässigerweise verarbeiteter Daten erweitert werden.

Wie in Abbildung 1 ersichtlich kann die Privatsphäre durch die drei Säulen **Regulierung** (i.e. Gesetze, Richtlinien oder Verordnungen), **Selbstregulierung** (i.e. freiwilliges Einhalten von Datenschutz-Standards, Ethik) und **Selbstschutz** (i.e. „Privacy by Design") (Petrlic 2007) geschützt werden.

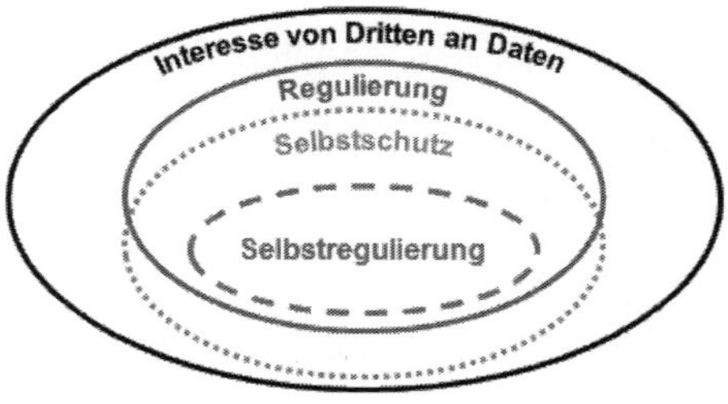

Abbildung: Die drei Säulen des Datenschutzes, Regulierung, Selbstregulierung und Selbstschutz.

Ärzte erfahren im Rahmen ihrer Tätigkeit höchst persönliche, sehr sensible Informationen über ihre Patienten. Die absolute Geheimhaltung dieser Informationen durch den Arzt ist die notwendige Basis für das besondere Vertrauen zwischen Patient und behandelndem Arzt. In diesem Beitrag werden zunächst die Konzepte des Datenschutzes anhand der oben beschriebenen drei Säulen mit speziellem Fokus auf das Gesundheitswesen beschrieben. Die folgenden Ausführungen stellen keine Rechtsberatung dar – diese ist Anwälten vorbehalten.

Regulierung

Österreichisches Ärztegesetz

Die Verpflichtung zur Geheimhaltung der Patientendaten wurde bereits 400 Jahre vor Christus im „hippokratischen Eid" formuliert:

- „Was ich bei der Behandlung sehe und höre oder außerhalb der Behandlung im Verkehr mit den Menschen, soweit man es nicht ausplaudern darf, werde ich verschweigen, da hier Schweigen Pflicht ist."

In diesem Sinne hat der Gesetzgeber – also der Österreichische National- und Bundesrat – den Arzt zur Verschwiegenheit verpflichtet, aber auch Ausnahmesituationen geregelt: In genau definierten Situationen ist diese Verschwiegenheitspflicht zum Schutz der Allgemeinheit eingeschränkt. In gewissen Fällen gibt es sogar eine Meldepflicht über den Gesundheitszustand bestimmter Personen.

Im **österreichischen Ärztegesetz (ÄrzteG)** *§ 54* wird die für den Datenschutz relevante *Verschwiegenheits-, Anzeige- und Meldepflicht* geregelt:

- Der Arzt und seine Hilfspersonen sind zur Verschwiegenheit über alle ihnen in Ausübung ihres Berufes anvertrauten oder bekannt gewordenen Geheimnisse verpflichtet.

Es wird weiters festgelegt, wann diese Verschwiegenheitspflicht nicht besteht, u.a. wenn

- nach gesetzlichen Vorschriften eine Meldung des Arztes über den Gesundheitszustand bestimmter Personen vorgeschrieben ist,
- Mitteilungen oder Befunde des Arztes an die Sozialversicherungsträger und Krankenfürsorgeanstalten oder sonstigen Kostenträger gehen,
- die durch die Offenbarung des Geheimnisses bedrohte Person den Arzt von der Geheimhaltung entbunden hat,

- die Offenbarung des Geheimnisses nach Art und Inhalt zum Schutz höherwertiger Interessen der öffentlichen Gesundheitspflege, der Rechtspflege oder zur Bereitstellung der für die Behandlung unerlässlichen Eckdaten von einwilligungsunfähigen Personen unbedingt erforderlich ist oder
- Verdacht auf gerichtlich strafbare Handlungen besteht.

Der zentrale Punkt dieser gesetzlichen Regelung ist die Verschwiegenheitsverpflichtung. Die Fälle, bei denen diese Verpflichtung eingeschränkt bzw. aufgehoben ist, sind genau und explizit festgelegt. Diese Geheimhaltungspflicht ist eine „selbstverständliche Verpflichtung des ärztlichen Berufes“ und ist im beruflichen Alltag konsequent einzuhalten. Dies gilt z.B. auch gegenüber Kollegen bei der fachlichen Diskussion über einen speziellen Fall: Auch hier ist nach Möglichkeit die Anonymität zu wahren und die Privatsphäre des Patienten nicht durch unnötige Offenlegung der betroffenen Person zu gefährden.

EU-Datenschutz-Grundverordnung

Neben den Vorgaben im ÄrzteG werden auch in der **EU-Datenschutz-Grundverordnung** (**DSGVO**) und dem überarbeiteten österreichischen **Datenschutzgesetzt (DSG)** wichtige Aspekte für den Umgang mit Patientendaten geregelt. Die **DSGVO** wurde vom EU-Parlament beschlossen und gilt seit 25. Mai 2018 unmittelbar in allen EU-Mitgliedstaaten. Das DSG regelt die in der DSGVO spezifizierten Öffnungsklauseln und passt den Datenschutz in Österreich an die EU-Standards an.

Die DSGVO regelt, unter welchen Voraussetzungen personenbezogene Daten verarbeitet werden dürfen. Neben dem Schutz des Grundrechtes auf Datenschutz soll durch die DSGVO der Datenschutz auf Ebene der EU harmonisiert werden.

Die DSGVO gilt für **personenbezogene Daten von natürlichen Personen** und ist für **alle EU-Bürger** und Dienstleister in der EU sowie für Nicht-EU-Bürger, die sich in Europa aufhalten, und mit Einschränkungen auch für Dienstleister außerhalb der EU, die Waren in der EU anbieten, anwendbar. Die DSGVO ist für **elektronisch verarbeitete Daten** sowie für Papierakten, die in einem Dateisystem (i.e. strukturierte Sammlung, die nach bestimmten Kriterien zugänglich ist, wie zum Beispiel eine nach Namen geordnete Aktenverwaltung) liegen, anzuwenden. Einzelne Papierakten und die rein private Datenverarbeitung (i.e. Datenverarbeitung für den familiären Zweck) fallen nicht unter die DSGVO.

Der DSGVO liegt der Grundsatz des **Verarbeitungsverbots mit Erlaubnisvorbehalt** zugrunde. Dies bedeutet, dass sämtliche Datenerhebungs- und Verarbeitungsvorgänge von personenbezogenen Daten verboten sind und nur ausnahmsweise dann zulässig sind, wenn eine explizite Erlaubnis durch den Gesetzgeber (i.e. Staat) oder durch die Betroffenen selbst vorhanden ist.

Personenbezogene Daten

In DSGVO Artikel 4 werden personenbezogene Daten wie folgt definiert:

EU-Datenschutz-Grundverordnung (DSGVO) Artikel 4
1. „personenbezogene Daten" bezeichnet **alle Informationen**, **die sich auf eine identifizierte oder identifizierbare** natürliche **Person** (im Folgenden „betroffene Person") **beziehen**; als identifizierbar wird eine natürliche **Person** angesehen, **die direkt oder indirekt**, insbesondere mittels Zuordnung zu einer Kennung wie einem Namen, zu einer Kennnummer, zu Standortdaten, zu einer Online-Kennung oder zu einem oder mehreren besonderen Merkmalen, die Ausdruck der physischen, physiologischen, genetischen, psychischen, wirtschaftlichen, kulturellen oder sozialen Identität dieser natürlichen Person sind, **identifiziert werden kann**;

Eine Person kann unter anderem über den **Namen,** das **Geburtsdatum** oder die **Sozialversicherungsnummer** eindeutig **identifiziert** werden. Eine Person ist identifizierbar, wenn sie in einer Menge von Personen unterscheidbar ist. Die Merkmale, die eine Person identifizierbar machen, hängen aber auch vom spezifischen Blickwinkel ab. So kann zum Beispiel eine Berufsbezeichnung (i.e. Bürgermeister) oder eine Beschreibung der Kleidung (i.e. blaues Hemd und Brille) abhängig von der Menge an Personen (i.e. „Menschen in Wien" oder „Studenten im Hörsaal 1") als identifizierendes Merkmal dienen. Als **identifizierbar** gilt auch, wenn durch eine **Verknüpfung mit anderen Daten** die Person eindeutig identifiziert werden kann. So ist eine IP-Adresse eines Nutzers einer Website ein personenbezogenes Datum wenn der Internet-Service-Provider (z.B. UPC, A1, etc.) des Nutzers einen Personenbezug herstellten kann (i.e. es ist ein identifizierbares Merkmal).

Grundsätze für die Verarbeitung von personenbezogenen Daten

In Artikel 5 Abs. 1 DSGVO werden die Grundsätze für die Verarbeitung von personenbezogenen Daten geregelt.

- **Rechtmäßigkeit, Verarbeitung nach Treu und Glauben, Transparenz:** Daten müssen auf rechtmäßige Weise verwendet werden, also nicht zur Durchführung krimineller Machenschaften. Rechtmäßig kann zum Beispiel die Datenverarbeitung für die Personalverwaltung oder Buchhaltung sein. Daten dürfen nicht dazu missbraucht werden, einen anderen zu betrügen. Daten sollen in einer für die betroffene Person nachvollziehbaren Weise verarbeitet werden. Es muss in einfacher klarer Sprache beschrieben werden, in welchen Anwendungen die personenbezogenen Daten wie verwendet werden.

- **Zweckbindung**: Daten dürfen nur für einen genau eingegrenzten, legitimen und eindeutigen Zweck erhoben werden. Die anderweitige Weiterverarbeitung ist grundsätzlich untersagt, jedoch existieren Ausnahmen für Archivzwecke, wissenschaftliche oder historische Forschungszwecke oder statistische Zwecke.
- **Datenminimierung**: es dürfen nicht mehr Daten erhoben werden als für die Erfüllung des Zwecks zwingend benötigt (z.B. Angabe des genauen Geburtsdatums auf Fragebogen, wenn Altersangabe ausreichen würde).
- **Richtigkeit:** Daten müssen sachlich richtig und erforderlichenfalls auf den neuesten Stand gebracht werden. Es müssen technische und organisatorische Maßnahmen getroffen werden, um unrichtige Daten unverzüglich zu löschen oder zu berichtigen.
- **Speicherbegrenzung**: Die Identifizierung der betroffenen Personen darf nur so lange ermöglicht werden, wie es für die Zwecke erforderlich ist. Die Daten müssen nach gegenseitiger Erfüllung und Ablauf der Widerrufsfrist gelöscht werden (z.B. in Online-Shops). Wie bei der Zweckbindung sind wissenschaftliche Forschungszwecke davon nicht automatisch betroffen, benötigen in den meisten Fällen jedoch nur de-identifizierte Daten.
- **Integrität und Vertraulichkeit**: Abhängig vom Gefahrenpotenzial müssen unter Berücksichtigung der technischen und organisatorischen Möglichkeiten die Daten angemessen geschützt und ein unberechtigter Zugriff verhindert werden (i.e. Verschlüsselung, De-Identifizierung, Signieren, Updates einspielen, Zugriffskonzept mit Rollenverwaltung etc.)
- **Rechenschaftspflicht:** Die Einhaltung dieser Datenschutzprinzipien muss auf Anforderung nachgewiesen werden können (i.e. Protokollierung).

Diese Prinzipien müssen von den **Verantwortlichen**, d.h. der **Person, die über die Zwecke und Mittel der Verarbeitung von personenbezogenen Daten entscheidet** (z.B. ein Arzt in seiner Ordination), eingehalten werden.

Betroffene Personen (i.e. Personen, über die Daten gespeichert werden) haben folgende Rechte betreffend ihrer Daten:

- **Auskunftsrecht:** Auskunft über die Verarbeitungszwecke, Kategorien der verarbeiteten Daten, die Empfänger wenn Daten weitergegeben worden sind, Speicherfristen, etc.

- **Recht auf Löschung:** die betroffene Person kann vom Verantwortlichen die sofortige Löschung verlangen (i.e. Recht auf Vergessen). Die gesetzlich vorgeschriebene Archivierung von medizinischen Daten ist davon nicht betroffen.
- **Recht auf Datenübertragbarkeit**: die betroffene Person hat das Recht, die sie betreffenden personenbezogenen Daten in einem strukturierten, gängigen und maschinenlesbaren Format zu erhalten.

Durch die DSGVO wird mehr Verantwortung auf die Unternehmen übertragen. Die Bestimmungen des Datenschutzes werden strenger ausgelegt und mit einem wesentlich **erhöhten Strafrahmen** versehen. Wurden früher für Datenschutzverletzungen Verwaltungsstrafen bis ca. 5.000 Euro verhängt, wird der Strafrahmen in der DSGVO auf 20 Millionen Euro oder 4% vom Jahresumsatz – je nachdem was höher ist – angehoben.

Daten über die Gesundheit sind sensible Daten

Nach Artikel 9 DSGVO fallen alle **Daten über die Gesundheit** einer Person unter die „**besondere Kategorie personenbezogener Daten**" (i.e. sensible Daten) und sind somit besonders schutzwürdig. „Besondere Kategorie personenbezogener Daten" sind Daten zur rassischen oder ethnischen Herkunft, Daten zu politischen Meinungen, Daten zu religiösen oder weltanschaulichen Überzeugungen, Daten zur Gewerkschaftszugehörigkeit, Gesundheitsdaten, Daten zum Sexualleben oder zur sexuellen Orientierung, genetische Daten sowie biometrische Daten (z.B. Fingerabdrücke oder Gesichtsbilder).

Für die Verarbeitung dieser „besonderen Kategorie personenbezogener Daten" gelten spezielle Einschränkungen und die Verarbeitung ist nur unter besonderen Bedingungen zulässig. Laut DSGVO Art 9 (2) dürfen diese Daten unter anderem nur bei **Einwilligung** des Betroffenen, zum Schutz von **lebenswichtigen Interessen** bei Einwilligungsunfähigkeit, bei offenkundig **selbst veröffentlichten** Daten vom Betroffenen, zur **Verwaltung** im Gesundheits- und Sozialbereich und im öffentlichen **Gesundheitswesen**, zu **Archivzwecken** oder zu **wissenschaftlichen** und historischen **Forschungszwecken** verarbeitet werden.

Nutzung für wissenschaftliche Forschung

Unter gewissen Rahmenbedingungen können Daten, die bei der Patientenbehandlung dokumentiert wurden auch für die Forschung verwenden werden – dies wird als sogenannter Re-Use bezeichnet. Die datenschutzrechtlichen Rahmenbedingungen für die Verwendung von Patientendaten für die medizinische Forschung und Statistik werden in § 7 des **DSG** für Österreich noch zusätzlich geregelt.

Für im öffentlichen Interesse liegende Archivzwecke, wissenschaftliche oder historische Forschungszwecke oder statistische Zwecke, **die keine personenbezogenen Ergebnisse zum Ziel haben**, darf der Verantwortliche alle personenbezogenen Daten verarbeiten, die:

- öffentlich zugänglich sind,
- er für andere Untersuchungen oder auch andere Zwecke zulässigerweise ermittelt hat oder
- für ihn pseudonymisierte personenbezogene Daten sind und der Verantwortliche die Identität der betroffenen Person mit rechtlich zulässigen Mitteln nicht bestimmen kann.

Trifft keiner dieser Punkte zu, dürfen personenbezogene Daten nur verarbeitet werden

- gemäß besonderen gesetzlichen Vorschriften,
- mit Einwilligung der betroffenen Person oder
- mit Genehmigung der Datenschutzbehörde gemäß § 7 Abs. 3 DSG.

Der Personenbezug ist unverzüglich zu verschlüsseln, wenn in einzelnen Phasen der wissenschaftlichen oder statistischen Arbeit mit pseudonymisierten personenbezogenen Daten Auslangen gefunden werden kann. Der Personenbezug der Daten ist gänzlich zu beseitigen (i.e. Anonymisierung), sobald er für die wissenschaftliche oder statistische Arbeit nicht mehr notwendig ist.

Selbstregulierung

Die Selbstregulierung kann den gesetzlichen Rahmen ergänzen. Die Regulierung kann dabei verbindlich, unverbindlich, auf ein einzelnes Unternehmen oder branchenübergreifend Anwendung finden. Die Selbstregulierung im Datenschutz legt überwiegend Verhaltensregeln fest, die den Umgang mit personenbezogenen Daten regeln. Unter die technische Selbstregulierung fällt zum Beispiel die Normung, die u.a. mit ISO-Normen geregelt wird. Im Folgenden werden Beispiele für die unternehmensinterne Selbstregulierung an der Medizinischen Universität Wien vorgestellt.

Die inneruniversitäre **Datenschutzkommission** der Medizinischen Universität Wien behandelt datenschutzrechtliche Fragestellungen an der Medizinischen Universität Wien. Für sämtliche Fragebogenerhebungen, anhand deren Daten (auch in anonymisierter Form) von Mitarbeitern, Studierenden oder Studienwerbern der Medizinischen Universität Wien erhoben werden (z.B. Diplomarbeiten), muss vor der Durchführung verpflichtend die Stellungnahme der inneruniversitären Datenschutzkommission eingeholt werden.

Die Medizinische Universität Wien veröffentlichte ein Handbuch mit 23 Voraussetzungen für die Speicherung personenbezogener Daten für wissenschaftliche Zwecke. Darin werden Voraussetzungen bezüglich Zugriffsrechten, Passwortschutz, Erstellung von Logfiles aber auch die verpflichtende, ausschließliche Speicherung von personenbezogenen Daten auf Servern des ITSC geregelt.

Laut Universitätsgesetz § 30 (1) ist an jeder Medizinischen Universität eine **Ethikkommission** zur Beurteilung klinischer Prüfungen von Arzneimitteln und Medizinprodukten, der Anwendung neuer medizinischer Methoden und angewandter medizinischer Forschung am Menschen einzurichten. Eine Ethikkommission ist ein Gremium von Ärzten und Laien, Wissenschaftlern und nicht wissenschaftlich Tätigen, Männern und Frauen, die gemeinsam medizinisch-wissenschaftliche Forschungsprojekte (i.e. Diplomarbeiten, wissenschaftliche Studien, etc.) vor deren Durchführung danach beurteilen, ob sie vom ethischen Standpunkt aus vertretbar sind. Details dazu im Kapitel „Wissenschaft und Ethik".

Selbstschutz

Selbstschutz beschäftigt sich mit **technischen Rahmenbedingungen zum Schutz der Privatsphäre.** Aus Sicht des Benutzers wird eher von Selbstschutz gesprochen, aus Sicht der Verantwortlichen (i.e. bei der Integration in ein System) von „Privacy by Design". In beiden Fällen werden „Privacy Enhancing Technologies" eingesetzt, um die Privatsphäre zu schützen.

Im Folgenden werden wir auf einige „Privacy Enhancing Technologies" eingehen, die zur Erfüllung der Prinzipien bei der Verarbeitung von personenbezogenen Daten angewendet werden. Die Verfahren stammen aus der IT-Sicherheit, die sich vordergründig mit dem Schutz von Daten beschäftigt. Diese Verfahren eignen sich jedoch auch zum „Schutz von Personen" und dem Umgang mit personenbezogenen Daten, wie er vom Datenschutz gefordert wird.

Verschlüsselung

Um das Mitlesen von Nachrichten oder Daten zu verhindern, müssen Daten verschlüsselt werden. Wir unterscheiden zwischen **symmetrischer Verschlüsselung,** die einen geheimen Schlüssel für die Ver- und Entschlüsselung verwendet, und der **asymmetrischen Verschlüsselung** mit einem privaten und einem öffentlichen Schlüssel. Die symmetrische Verschlüsselung ist wenig rechenaufwendig, hat jedoch das Problem, den Schlüssel sicher auszutauschen. Bei der asymmetrischen Verschlüsselung wird das Problem des sicheren Schlüsselaustauschs umgangen, indem ein öffentlicher Schlüssel zum Verschlüsseln verwendet wird und nur mit einem geheimen privaten Schlüssel des Empfängers wieder entschlüsselt werden kann. Die asymmetrische Verschlüsselung basiert auf dem mathematischen Faktorisierungsproblem und ist rechenintensiv.

Digitale Signatur

Eine digitale Signatur erlaubt es, die Urheberschaft einer Nachricht nachprüfbar zu machen. Um sicherzustellen, dass eine Nachricht wirklich von dem signierenden Sender kommt, signiert der Sender die Nachricht mit seinem privaten Schlüssel, der Empfänger kann mit dem öffentlichen Schlüssel die Nachricht entschlüsseln und so die Urheberschaft sicherstellen. In Österreich kann über die „Bürgerkarte" eine digitale Signatur beantragt werden.

Transport Layer Security

Transport Layer Security (TLS) ist ein Verschlüsselungsprotokoll zur sicheren Datenübertragung im Internet. Im Browser erkennt man eine verschlüsselte Verbindung am Zusatz „s" in „https". TLS wird zum Beispiel beim Online-Banking oder Online-Shopping angewendet, um das „Mitlesen" der Übertragung zu erschweren.

Bei TLS wird beim Verbindungsaufbau mittels asymmetrischer Verschlüsselung ein symmetrischer Schlüssel zwischen einem Client und einem Server ausgetauscht und die weitere Kommunikation über diese Verbindung symmetrisch verschlüsselt.

Virtual Private Networks

Im Gegensatz zu TLS wird bei Virtual Private Networks (VPNs) nicht nur die Kommunikation zwischen zwei Anwendungen, sondern die gesamte Kommunikation zwischen zwei Standorten verschlüsselt. Dadurch sollen Verkehrsflussanalysen, d.h. Analysen wer wann auf welche Anwendung zugegriffen hat, verhindert werden.

Anonymisierung und Pseudonymisierung

Werden für Forschungszwecke personenbezogene Daten verwendet, müssen alle Vorgaben der DSGVO für die Verarbeitung von personenbezogenen Daten eingehalten werden. Bei der **Pseudonymisierung** werden der Name oder andere Identifikationsmerkmale durch ein Pseudonym ersetzt, um eine spätere Re-Identifikation einer Person zu ermöglichen oder unterschiedliche Datensätze zu verknüpfen (i.e. indirekt personenbezogene Daten). Im Gegensatz zu pseudonymisierten Daten, fallen anonymisierte Daten nicht unter die DSGVO und können daher „leichter" für Forschungszwecke verwendet werden. Die Anonymisierung stellt jedoch eines der schwierigsten Probleme im Datenschutz dar. Je nach Anwendungsgebiet muss einzeln ein geeignetes Verfahren ausgewählt werden, um die identifizierenden und identifizierbaren Merkmale in den personenbezogenen Daten zu entfernen und eine Re-Identifizierung zu vermeiden. Man muss davon ausgehen, dass anonymisierte Datensätze öffentlich bekannt werden und eine Re-Identifizierung versucht wird (z.B. Netflix-Datensatz 2006, Medicare in Australien 2017). Um eine Re-Identifizierung zu vermeiden, existieren unterschiedliche Möglichkeiten. Das Entfernen des Namen, der genauen Adresse und der Sozialversicherungsnummer ist ein erster Schritt zur Anonymisierung, verhindert aber nicht in allen Fällen eine Re-Identifizierung – der Datensatz ist also nicht automatisch anonymisiert. Sicherer ist die k-Anonymisierung.

- Ein Datensatz ist k-anonym, wenn mindestens k-Zeilen in allen Spalten mit Identifikationsmerkmalen identische Werte besitzen.

k- Anonymisierung kann durch

- das Hinzufügen von Rauschen (i.e. zufällige Veränderungen einzelner Werte),
- das Hinzufügen bzw. Löschen von Zeilen oder
- durch Generalisierung von Daten (i.e. Werte reduzieren bis k-Anonymität erreicht ist siehe Tabelle 1)

erreicht werden.

Tabelle: k-Anonymisierung durch Generalisierung personenbezogener Daten (linke Tabelle) zu einem Datensatz mit k-Anonymität = 3 (rechte Tabelle). Da jeweils 3 Datensätze mit identen personenbezogenen Daten vorliegen, kann nicht direkt identifiziert werden, um wen es sich handelt.

Name	Geb. Jahr	PLZ	Geschl.	Diagnose
Max Muster	1981	1010	m	COPD
Paul Peter	1982	1020	m	Diabetes
Karl Kurz	1983	1030	m	COPD
Mia Muster	1984	1040	w	Rheuma
Pia Peter	1985	1050	w	Rheuma
Lisa Lang	1986	1060	w	Schlaganfall

Geb. Jahr	PLZ	Geschl.	Diagnose
1981-1983	10*	m	COPD
1981-1983	10*	m	Diabetes
1981-1983	10*	m	COPD
1984-1986	10*	w	Rheuma
1984-1986	10*	w	Rheuma
1984-1986	10*	w	Schlaganfall

Angriffe auf anonymisierte oder pseudonymisierte Datensätze zur Re-Identifikation können mit unterschiedlichen Methoden durchgeführt werden.

- Ein **Angriff mit Hintergrundwissen** kann zum Beispiel über einen Zusammenhang in den Daten durchgeführt werden - Brustkrebs tritt vorwiegend bei weiblichen Patientinnen auf; Person XY hatte zwei Krankenhausaufenthalte mit jeweils 3 Tagen am Tag X und am Tag Y.
- Beim **Unsorted-Matching-Angriff** wird der Umstand ausgenützt, dass bei einem Export die Reihenfolge eines Datensatzes oft erhalten bleibt - unterschiedliche

Teile einer Datenbank, die veröffentlicht werden, könnten durch die gleiche Reihenfolge der Zeilen wieder miteinander verknüpft werden.

- Bei der **Komplementärveröffentlichung** kann durch mehrfaches Veröffentlichen desselben Datensatzes mit unterschiedlicher Anonymisierung (z.B. im 1. Datensatz ist das Geschlecht noch ersichtlich, im 2. dafür das Geburtsjahr) der ursprüngliche Datensatz rekonstruiert werden.
- Beim **Homogenitätsangriff** wird die Anonymisierung ausgehebelt, wenn anonyme Personen der gleichen anonymen Gruppe angehören, etwa alle dieselbe Diagnose haben.

Zusammenfassung

Die personenbezogenen Daten der Patienten sind laut Datenschutz besonders schutzwürdig. Spezielle Maßnahmen müssen gesetzt werden, um die Daten vom Zugriff Dritter und vor Missbrauch zu schützen. Der Datenschutz ist auch bei der Nutzung von personenbezogenen Daten für wissenschaftliche Forschung einzuhalten. Werden Daten anonymisiert, muss darauf geachtet werden, dass eine Re-Identifikation nicht mehr möglich ist. Das Entfernen der Namen ist nicht automatisch eine Anonymisierung.

Literatur / weiterführende Links:

Ärztegesetz, Datenschutzgesetz, Gesundheitstelematikgesetz: www.ris.bka.gv.at/bundesrecht/

Datenschutz, generelle Informationen: www.dsb.gv.at

EU-Datenschutzgrundverordnung: http://eur-lex.europa.eu/legal-content/DE/TXT/?uri=uriserv:OJ.L_.2016.119.01.0001.01.DEU

Petrlic R, Sorge C. Datenschutz: Einführung in technischen Datenschutz, Datenschutzrecht und angewandte Kryptographie. Springer-Verlag, 2017.

Analyse statistischer Verfahren für die Biomedizin

Von Tim Skern

> **Lernziele**
> - Vermittlung des statistischen Vorwissens, damit man statistische Analysen in einer Publikation beurteilen kann
> - Kenntnis der wichtigsten statistischen Parameter und Kennzahlen (Probengröße, Durchschnitt, Standardabweichung, Median, P-Wert)
> - Unterschied zwischen Korrelation und Kausalität, Bedeutung der Korrelation und Regression

Auf den Punkt gebracht

Wie kann man den Wert einer Publikation beurteilen? In dem Pflichtpraktikum vom Block 7 kommen Konzepte wie Impaktfaktoren von Zeitschriften, Affiliation der Autoren und die Struktur des Artikels vor. Diese Parameter sind eine Hilfe, sagen aber nichts über die spezifische wissenschaftliche Qualität eines bestimmten Artikels in einer Zeitschrift aus. In der medizinischen Forschung werden sehr häufig Ergebnisse einer Studie mit Statistiken analysiert oder überhaupt generiert. Liest man Publikationen über solche Studien oder hört man einen Vortrag darüber, muss man in der Lage sein, die Qualität der Analysen zu beurteilen. Eine vertiefte Ausbildung in Statistik ist dafür natürlich hilfreich, aber nicht zwingend notwendig. Man kann schon sehr viel über die Qualität der Statistiken sagen, wenn man die wichtigsten Kennzahlen versteht, die eingesetzten Methoden sowie ihre Anwendungen kennt und weiß, welche Faktoren sie beeinflussen können.

Ziel dieses Kapitels ist es, Ihnen das notwendige Vorwissen zu vermitteln, damit Sie im SSM1 Wahlpflichtfach die Anwendungen von Statistiken selbst analysieren und beurteilen können. Eine tiefere Einsicht in die Methoden der Statistiker bekommen Sie im SSM2.

Falls Sie sich mit Statistiken unsicher fühlen, sind Sie in guter Gesellschaft. Die Fachzeitschriften Nature und Science bringen immer wieder Artikel, die die Problematik der Anwendung von Statistiken für WissenschaftlerInnen, aber auch für die breite Öffentlichkeit erörtern (Leek & Peng, 2015a; Leek & Peng, 2015b; Vaux, 2012). Vor kurzem hat Science einen Beitrag für WissenschaftlerInnen veröffentlicht, der das

Problem beleuchtet, wie wichtig es ist, in statistischen Analysen überhaupt die richtige Frage zu stellen (Leek & Peng, 2015a). In der gleichen Zeitschrift gab es zwei Jahre zuvor eine Buchbesprechung mit dem Titel „Great Refresher or First Course" (Lamb, 2013) über das Buch von Charles Wheeler „Naked Statistics: Stripping the Dread from the Data". Dieses Buch ist für die breite Öffentlichkeit vorgesehen, und unterstützt die BürgerInnen, in einer Welt voller Zahlen und Analysen ihre eigenen Entscheidungen zu treffen. Überraschenderweise hat die New York Times „Naked Statistics: Stripping the Dread from the Data" als „the most important health book of the year" (Zuger, 2013) bezeichnet. Warum? Weil Nachrichten über Gesundheit eine der häufigsten Quellen für die Bevölkerung darstellen (Lamb, 2013). Daher können die Interpretationen solcher Statistiken wichtige Folgen für die betroffenen Menschen haben, wie wir später in einem Beispiel sehen werden (Gould, 1982).

Zusammenfasst ist die Fähigkeit, Statistiken zu beurteilen und zu erklären, wichtig sowohl für die wissenschaftliche Arbeit als auch für den Umgang mit Patienten.

Warum sind Statistiken in der Medizin notwendig?

Hier können wir einen Lehrsatz von Darwin als Leitmotiv anwenden: „die Nachkommen einer Spezies unterscheiden sich von den Eltern." Wenn wir Menschen beobachten, sehen wir also Variationen in z. B. Körpergröße, Gewicht und Alter. Diese Eigenschaften variieren einerseits in der Menge der Gesamtbevölkerung und andererseits auch während des Lebens eines Individuums. Manche Eigenschaften bleiben aber gleich (z.B. Gender oder Augenfarbe). Menschen reagieren auch unterschiedlich auf Medikamente und Behandlungen. Die Statistik in der Medizin versucht Daten über diese Variationen zu sammeln und zu analysieren, damit verlässliche Ergebnisse und vertrauenswürdige Vorhersagen getroffen werden können. Ein einfaches Beispiel findet man in den Referenzwerten eines Blutbilds (Tab. 1). Die Referenzwerte werden als jene Werte definiert, die 95% der Werte der Population beinhalten. Die Referenzwerte sind aber gleichzeitig ein Beispiel dafür, wie man bei Statistiken aufpassen muss. Nur weil der Wert einer Messung im Blutbild außerhalb des Referenzwertes liegt, bedeutet es nicht, dass der untersuchte Patient krank ist. Er oder sie liegt einfach außerhalb dieses Bereiches und weitere Tests sind notwendig, um den Befund zu vervollständigen.

Tab. 1 Ausschnitt aus einem Blutbild

Parameter	Wert	Einheit	Referenzwerte
Blutzucker	82	mg/dl	70 - 100
HbA 1c	5,6	%	4.0 – 6.0
Triglyceride	42	mg/dl	bis 200
Cholesterin	270	mg/dl	bis 260 (Idealwert unter 200 mg/dl)

Die Analyse von Statistiken ist auch für die medizinische Forschung unerlässlich. Reproduzierbarkeit ist eine der Säulen der Forschung; die Statistik hilft, Reproduzierbarkeit bei unvermeidlicher biologischer Variation zu gewährleisten, damit man zum Beispiel entscheiden kann, ob ein neues Medikament wirksamer ist als ein herkömmliches.

Die häufigsten verwendeten Methoden der Statistik in der Medizin

Harris und Taylor (Harris & Taylor, 2003) haben ein nützliches Buch mit dem Titel „Statistics Made Easy" geschrieben, in dem sie berechnet haben, wie häufig jede Methode in 250 ausgesuchten Publikationen vorkommt. Die hier aufgelisteten Methoden reflektieren die Ergebnisse dieser Studie.

1. Prozentsätze

Prozentsätze unterstützen den Leser, die Rohdaten besser zu verarbeiten. In einer imaginären klinischen Studie zum Beispiel blieben 64 der 83 TeilnehmerInnen bis zum Ende der Studie, also 77%. 77% ist viel einfacher zu verstehen als das Verhältnis zwischen 64 und 83. Tabelle 2 dokumentiert ein echtes Beispiel aus der Epidemiologie, nämlich wieviel Influenza A Virus Isolate in Österreich in einer achtwöchigen Periode im Jahr 2014 den Subtyp H3N2 beinhalteten. Da die Zahl der Isolate pro Woche variiert, werden durch die Angabe des Prozentsatzes die Verhältnisse klarer dargestellt. Durch die Darstellung mit dem Histogramm in Fig.1 sind die Daten noch einfacher zu verstehen.

Tabelle 2. Anzahl der Isolate von Subtyp H3N2 von Influenza Serotyp A in Österreich in 2015 (Daten von AGES (AGES, 2015))

Woche 2015	3	4	5	6	7	8	9	10
H3N2 Isolate/ Gesamtanzahl der Isolate	22/35	68/96	98/150	100/180	85/162	82/157	57/159	48/150
% H3N2 Isolate	63	71	65	55	52	52	36	32

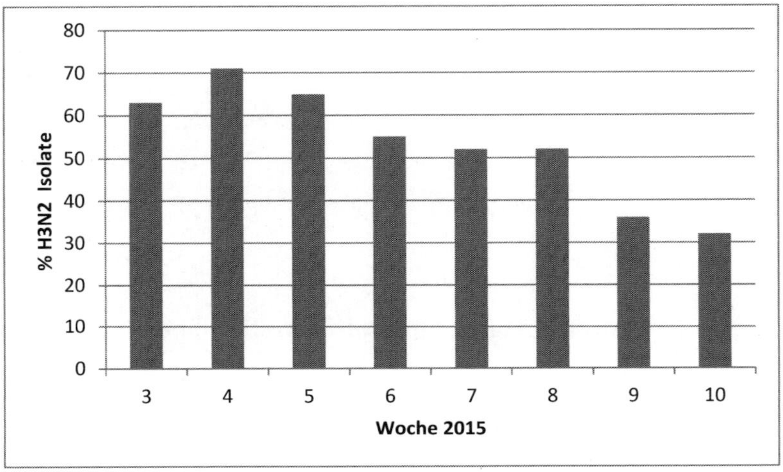

Fig. 1 Influenza A Virus H3N2 Isolate in Österreich in Wochen 3 bis 10 von 2015 (Daten von Tabelle 2)

Prozentsätze sind relativ einfach zu verstehen, allerdings muss man immer aufpassen, dass die Daten zur Verfügung stehen, aus denen sie berechnet wurden. Warum? Man kann die Aussage nur beurteilen, wenn man die Gesamtzahl der Personen, Messungen oder Proben kennt. Wir reden hier also von der Probengröße, normalerweise angegeben als „*n*" (Anzahl oder number). Die Probengröße ist einer der wichtigsten Parameter in der Beurteilung von Statistiken. Wenn man nicht sofort „*n*" eruieren kann, sollte man gleich skeptisch sein. Die niedrigsten Standardabweichungen oder P-Werte, welche wir unten besprechen werden, nutzen nichts, wenn „*n*" zu niedrig ist. Der erste Schritt, eine statistische Analyse beurteilen zu können, ist also, „*n*" herauszufinden.

2. Analyse von Verteilungen

Experimentelle und Beobachtungsstudien führen in der medizinischen Forschung zwangsläufig zu Ergebnissen, die einer Verteilung unterliegen. Selbst wenn man den gleichen Versuch mehrmals durchführt, bekommt man Ergebnisse, die voneinander abweichen oder einer Streuung unterliegen. Die Verteilung dieser Streuung kann als eine Normalverteilung oder als eine schiefe Verteilung eingestuft werden.

2.1 Normalverteilungen

Ein Beispiel für eine Normalverteilung in der Medizin sind die Blutdruckwerte der gesamten Bevölkerung einer Population. Solche Normalverteilungen haben eine glockenförmige Kurve (Fig 2); sie werden auch Glockenkurve oder Gaußsche Verteilung genannt.

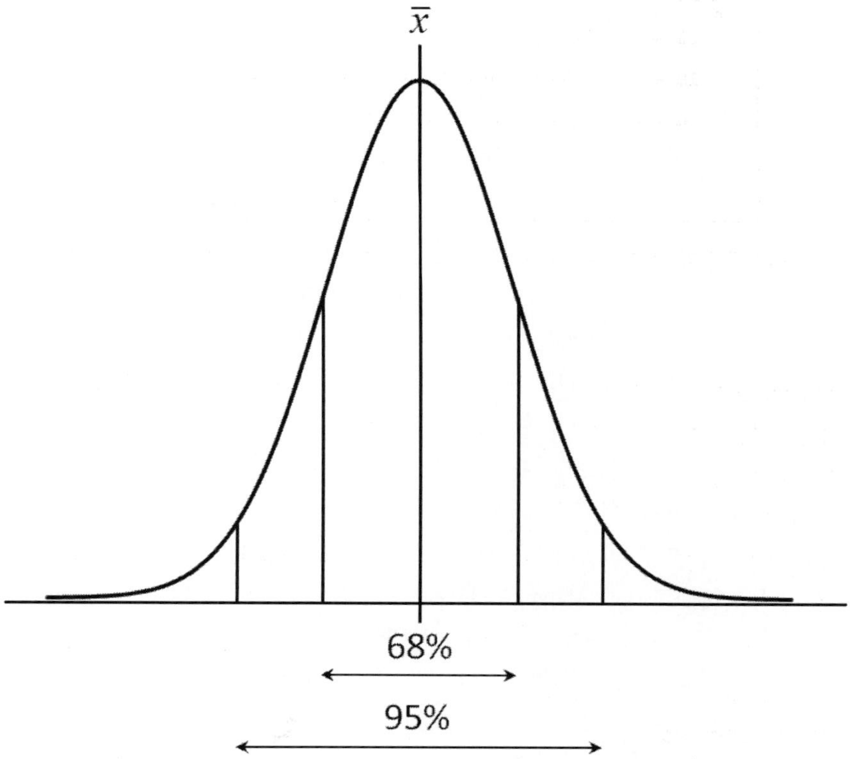

Fig. 2 Beispiel einer Normalverteilung

Die Parameter, die eine Normalverteilung charakterisieren, sind der arithmetische Mittelwert ($\bar{x}$, d.h die Summe alle Messungen dividiert durch die Zahl der Messungen) sowie die Standardabweichung (*s*) und die Varianz (s^2). Die Standardabweichung misst die durchschnittliche Abweichung aller Messungen vom Durchschnitt durch folgende Formel:

$$s = \sqrt{\frac{\sum(x - \bar{x})^2}{n - 1}}$$

Die Varianz ist das Quadrat der Standardabweichung. Bei einer Normalverteilung liegen 68% aller Werte innerhalb eines Bereichs von je einer Standardabweichung links und rechts des Durchschnitts, 95% innerhalb von zwei Abweichungen vom Durchschnitt.

Der arithmetische Durchschnitt gibt eine vernünftige Aussage nur bei einer Normalverteilung, nicht aber bei einer schiefen Verteilung an. Daher ist die Angabe der Standardabweichung nur bei einer Normalverteilung zulässig.

Ein weiteres Thema bei der Standardabweichung ist die Anzahl der Proben *n*, die man benötigt, damit die Standardabweichung aussagekräftig wird. Man kann eine Standardabweichung mit zwei Messungen (*n*=2) angeben. Allerdings werden diese Werte mit hoher Wahrscheinlichkeit nicht die wahre Abweichung für die gesamte Population darstellen. Erst ab ca. zehn Messungen (*n*=10) beginnt die Standardabweichung an Aussagekraft zu gewinnen.

Diese Problematik trifft man häufig bei Ergebnissen, die die Abweichungen mit Fehlerbalken (error bars) angeben. Hier ist immer besondere Vorsicht geboten; das Problem wurde besonders von Vaux (Vaux, 2004) vor einigen Jahren thematisiert. Vaux stellte fest, dass in einem bestimmten Exemplar der Zeitschrift „Nature" zehn Beiträge Fehlerbalken verwendet hatten, aber in nur 3 Fällen wurde angegeben, wie die Fehlerbalken berechnet wurden. Vaux hat auch festgestellt, dass Fehlerbalken, die als Standardabweichung dargestellt werden, manchmal nur aus drei Messungen abgeleitet wurden (Vaux, 2012). Diese Erfahrungen haben Vaux angespornt, selbst auch Artikel zu schreiben, die WissenschaftlerInnen mit Statistiken helfen (Vaux, 2014; Vaux et al, 2012). Als Beispiel um die Wichtigkeit von Fehlerbalken zu untermauern, hat Vaux ihre Anwendung in einem berühmten Disput über die Ergebnisse der Homöopathie erwähnt (Maddox et al, 1988). Schauen Sie sich diese Publikationen selbst an, es zahlt sich wirklich aus!

Manche WissenschaftlerInnen geben Fehlerbalken als „Standard Error of the Mean" an. Was ist der Unterschied zur Standardabweichung? Die Standardabweichung misst, wie weit die Werte auseinander liegen. Im Gegensatz dazu misst der „Standard Error of the Mean (SEM)“ die Genauigkeit, mit der man den Durchschnitt berechnet hat. Der SEM wird berechnet, indem man die Standardabweichung durch die Quadratwurzel der Probengröße *n* dividiert. Je höher *n*, umso kleiner wird der SEM. Da der SEM immer kleiner ist als die Standardabweichung, ist die Erläuterung der Fehlerbalken immer äußerst wichtig. Um mehr über dieses Thema zu erfahren und ein Beispiel zu sehen, wie man die Standardabweichung interpretieren soll, können Sie den Blog von Steve Simon (Simon, 2005) und die entsprechenden Seiten der Software Graphpad (GraphPad Software I, 1995-2015) anschauen. Beide Seiten bieten eine Fülle an interessanten Informationen.

Warum ist manchmal die Probengröße kleiner, als man es sich wünschen würde? Hier gibt es viele Faktoren, wie zum Beispiel die Begrenzungen von Tierversuchen, die hohen Kosten mancher Materialien, die begrenzte Verfügbarkeit der Materialien (man denke an die ersten Versuche mit Penicillin, wo das Antibiotikum aus dem Harn der behandelten Patienten wiedergewonnen wurde) oder eine begrenzte Zahl an Patienten, die an der zu untersuchenden Krankheit leiden. In solchen Fällen ist es vernünftiger, alle Messungen als Tabelle oder „Scatterplot“ (Fig. 3) anzugeben (GraphPad Software I, 1995-2015; Vaux, 2012). Solche Bilder erlauben dem Leser, sich selbst ein Bild der Variation zu machen.

In manchen Publikationen sieht man, dass nur ein „repräsentatives“ Ergebnis gezeigt wird. Hier ist auch Skepsis angebracht.

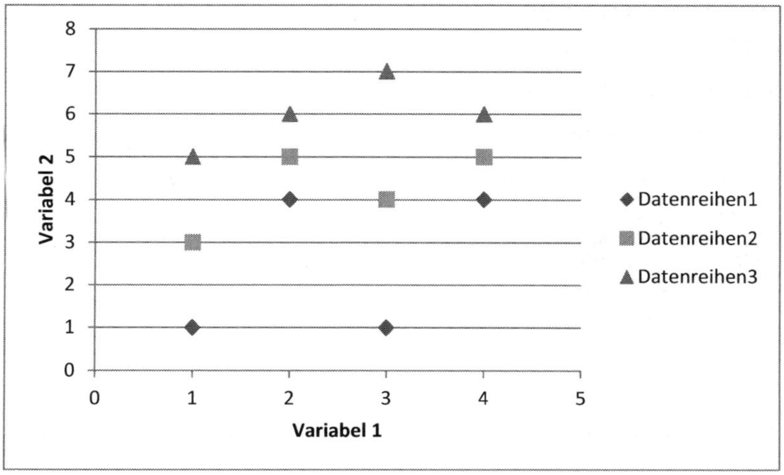

Fig. 3 Beispiel eines Scatterplots

2.2 Schiefe Verteilungen

Schiefe Verteilungen findet man in der Biologie und in der Medizin, zum Beispiel in den Überlebenskurven nach einer Krebsdiagnose (Fig. 4).

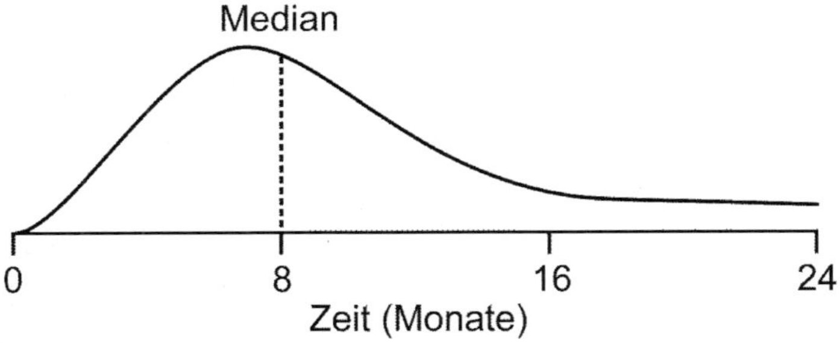

Fig. 4 Beispiel einer schiefen Verteilung basierend auf einer Überlebenskurve nach einer Krebsdiagnose

Für schiefe Verteilungen ist die Angabe des arithmetischen Durchschnitts und der Standardabweichung nicht zulässig; der Durchschnitt wird von den am Rand liegenden Werten zu stark beeinträchtigt. Stattdessen kommt hier der Median zum Zug. Der Median ist der Wert, bei dem 50% der Werte niedriger und 50% höher liegen. In dem imaginären Beispiel der Fig. 4 liegt der Median bei acht Monaten. Klarerweise lebt 50% viel länger als der Medianwert von acht Monaten. Wie wichtig es ist, solche Information an die betroffenen Patienten weiterzugeben, und nicht nur den Median, kann man in einer bewegenden Darstellung von Stephen Jay Gould, dem eminenten Evolutionstheoretiker, über seine Befindlichkeit nach seiner eigenen ersten Krebsdiagnose lesen (Gould, 1982).

3. P-Werte oder P values

„ *P* values are an easy target: being widely used, they are widely abused. " (Leek and Peng, Nature 2015b)

Die weite Verbreitung von *P*-Werten wurde auch von Taylor und Harris klar dokumentiert; 80% der untersuchten Publikationen haben *P*-Werte angegeben (Harris & Taylor, 2003). Was aber bedeutet ein *P*-Wert? Stellen wir uns vor, wir untersuchen, ob ein neues Präparat wirklich hilft, das Körpergewicht zu reduzieren. Bei einer solchen

Studie wird eine Null-Hypothese aufgestellt, nämlich, dass das Präparat keinen Einfluss auf das gemessene Körpergewicht hat. Der P-Wert (*P* steht für „Probability", d.h. Wahrscheinlichkeit, und liegt also zwischen 0 und 1) gibt an, wie häufig man dieses oder ein noch extremeres Ergebnis durch bloßen Zufall (also unter der Voraussetzung, dass die Null-Hypothese korrekt ist) bekommen würde. In Fall des Präparats für das Körpergewicht würde der *P*-Wert sagen, ob das Einnehmen des Präparats für etwaige Gewichtsverluste verantwortlich war. Normalerweise betrachtet man einen *P*-Wert der unter 0,05 liegt (d.h. man bekommt im Durchschnitt bei jedem 20. Versuch das beobachtete Ergebnis) als statistisch signifikant. Die Null-Hypothese könnten dann verworfen werden.

Warum gibt es so viele Diskussionen um den P-Wert? Erstens ist der *P*-Wert von der angewandten statistischen Analyse abhängig. Zweitens wird eine statistische Schwelle definiert (z.B am häufigsten ≤0,05 wie oben erwähnt), die nicht immer begründbar ist. Drittens ist der *P*-Wert auch abhängig von *n*, der Probengröße. Wenn ich in einem Manuskript auf *P*-Werte stoße, will ich immer sofort wissen, wie hoch *n* war. Viertens, wie von Taylor und Harris (Harris & Taylor, 2003) erwähnt, kann ein Ergebnis laut *P*-Wert zwar statistisch signifikant sein, aber trotzdem zu unbedeutend sein, um eine klinische Relevanz zu haben.

Warum hat sich ≤0,05 als „statistisch signifikant" in der Wissenschaft etabliert? Das ist eine interessante Frage ohne eine klare Antwort. Sie können eine historische Zusammenfassung von Dallal (Dallal, 2012) lesen. Dallal kommt zum Schluss, dass der P-Wert von ≤0,05 ein guter Kompromiss für die Forschung ist, damit man einerseits zufällige Wirkungen ausschließen, aber andererseits Versuche in der Biologie und Medizin entwerfen kann, die diese Wahrscheinlichkeitsschwelle erreichen.

Zusammenfassend sollte man *P*-Werte immer als Indiz für statistische Relevanz betrachten, nie aber als einen Beweis oder ein in Stein gemeißeltes Ergebnis.

4. Konfidenzintervalle

Wozu sind Konfidenzintervalle („Confidence Intervals") gut? Nehmen wir einmal an, wir wollen das durchschnittliche Gewicht aller 18 bis 20-Jährigen in Österreich bestimmen. Das ist eine Gruppe von ca. 270.000 Menschen. Klarerweise können wir nicht alle auf die Waage bringen. Stattdessen würden wir uns mit einer repräsentativen (z.B. nach Geschlecht, Wohnort, soziale Schicht usw.) Stichprobe von 2.000 Personen in Verbindung setzen, von jedem/jeder das Gewicht messen und den arithmetischen Mittelwert berechnen.

Aber wie zuverlässig wäre dieser Wert für die gesamte Population aller 18 bis 20-Jährigen in Österreich? Hier hilft uns das „Confidence Interval (CI)". Ein CI von 95% bedeutet, dass, wenn man einen Parameter (hier der Mittelwert) 20-mal bestimmt, 19 der errechneten Werte (hier Mittelwerte) innerhalb des Intervalls liegen werden. Generell gesagt ist das 95% Konfidenzintervall ein Intervall, das bei häufiger Wiederholung eines Zufallsexperiments, den wahren Parameter in 95% der Fälle einschließt. Wir sehen also, dass das CI die Messunsicherheit eines Populationsparameters beschreibt, der durch die Analyse einer Stichprobe errechnet wurde (Sauro, 2012).

Zwei Punkte muss man hierbei beachten. Erstens sagt das CI nichts über den richtigen Mittelwert für die gesamte Gruppe aus; das ist nicht möglich, da wir ihn nicht kennen und vermutlich nie kennen werden. Zweitens werden die Intervalle größer je höher das CI ist. Das ist ja logisch: ein CI von 99% beinhaltet 99% aller errechneten Mittelwerte.

Was ist der Unterschied zwischen Konfidenzintervallen und Standardabweichung?

Nach einer Vorlesung bemerkte ein Student, dass Konfidenzintervalle und Standardabweichung doch das Gleiche seien! Nein, das sind sie nicht! Die Standardabweichung gibt die Variabilität aller gemessenen Werte an. Konfidenzintervalle geben die Messunsicherheit eines Parameters an, der anhand einer Stichprobe gemessen wurde.

Soll ich lieber Konfidenzintervalle oder P-Werte angeben?

Die Entscheidung liegt bei jedem selbst. Konfidenzintervalle sind einfacher zu verstehen und zu errechnen. Der Autor eines Textes von GraphPad (GraphPad software II, 1995-2015) drückte seine Meinung mit diesem Zitat aus:

"... imperfectly understood confidence intervals are more useful and less dangerous than incorrectly understood P values and hypothesis tests." (Hoenig and Heisey, 2001)

Meiner Meinung nach ist dieses Zitat der ideale Denkanstoß.

5. Korrelationsanalyse

Eine Korrelationsanalyse wird verwendet, um festzustellen, ob ein lineares Verhältnis zwischen zwei Variablen vorhanden ist. Die Korrelation kann positiv sein (also wenn eine Variable größer wird, wird die zweite auch größer) oder negativ (wenn eine Variable größer wird, wird die zweite kleiner). Die Korrelation wird durch den Korrelationskoeffizienten r angegeben, der der Größe nach zwischen 0 und 1 variieren kann, aber auch negative Werte annehmen kann. $r = 1$ bedeutet eine perfekte positive Korrelation, $r = -1$ eine perfekte negative Korrelation. Werte zwischen 0,5 und 1,0 sind Indizien für starke Korrelation. Ein Beispiel für eine starke positive Korrelation liegt zwischen Zigarettenrauchen und Lungenkrebs vor, ein Beispiel für eine starke negative Korrelation ist die Impfrate gegen Masern in einem Land und die Zahl der Masernfälle.

Himbeereis essen verursacht Sonnenbrand? Das wichtigste Problem bei der Korrelation ist der voreilige Schluss auf Kausalität. In manchen Gegenden, in denen Rotwein hergestellt wird, leben Männer sehr lang. Diese Korrelation bedeutet aber nicht unbedingt, dass Rotweintrinken das Leben verlängert. Es kann sein, dass die Rotweintrinker auch andere gesundheitsfördernde Lebensmittel gegessen haben oder mehr Bewegung gemacht haben. In manchen Publikationen findet man statistische Analysen, in denen viele Variablen gleichzeitig angegeben werden. Hier sollte man zumindest die statistische Signifikanz (z.B mit einem P-Wert) überprüfen und es sollte eine plausible Erklärung für die Korrelationen angegeben worden sein. Ein weiteres Problem ist, dass dieses Verfahren nur etwas über linear verwandte Variablen aussagt. Für Variablen, die stark, aber nicht linear miteinander korreliert sind, muss man andere Analysen anwenden.

6. Regression

6.1 Lineare Regression

In Abschnitt 5 haben wir gesehen, dass die Korrelation überprüft, wie stark zwei Variablen miteinander assoziiert sind; das heißt, man berechnet nur, wie stark eine Variable sich ändert, wenn sich die andere Variable ändert. Im Gegensatz dazu legt die lineare Regression eine Gerade durch die Datenpunkte, damit man die Steigung und den

Schnittpunkt mit der y-Achse berechnen kann. Die Gerade wird heutzutage mit einem Algorithmus berechnet, der die Summe der Quadrate der Abstände von den Punkten zu der Gerade minimiert (Englisch: least squares method). Mit dieser Gerade kann man dann innerhalb des gemessenen Bereiches feststellen, welcher Wert auf der y-Achse für jeden Wert auf der x-Achse zu finden sein wird. Dieses Verfahren nennt man Interpolieren. Damit die lineare Regression anwendbar ist, muss eine Kausalität zwischen x und y vorhanden sein. Das könnte zum Beispiel der Fall sein, wenn man einen Versuch durchführt, bei dem man die x-Werte variiert und die entsprechenden Werte auf der y-Achse misst.

Vorhersagen, die auf Werten außerhalb des gemessenen Bereiches beruhen (also Extrapolation), sollte man immer mit sehr viel Vorsicht genießen.

6.2 Nichtlineare Regression

Manche Variablen sind nicht durch ein lineares Verhältnis verbunden. Ein Beispiel wäre die Enzymkinetik von Michaelis-Menten. Man variiert die Substratkonzentration *S* und misst die Reaktionsgeschwindigkeit *V*. Das Verhältnis der Variablen ist bekanntlich nicht linear, sondern die Kurve ist S-förmig. Man kann aber mit anderen Regressionsalgorithmen die Daten so bearbeiten, dass man eine Kurve bekommt, die gut an die Messpunkte angepasst ist. Sehen Sie Ihre Unterlagen vom Block 3 über Enzymkinetik (Kapitel 5, LDH-Arbeitsblatt) an, dort finden Sie ein Beispiel der Michaelis-Menten Kurve, die mit Excel berechnet wurde.

7. Risikoberechnungen

„Take a chance on me" - ABBA

Stellen wir uns vor, wir beobachten zwei Gruppen von 100 Menschen im Alter von 50 bis 60 Jahren. Eine Gruppe macht keine Bewegung, die andere geht dreimal in der Woche laufen. Nach zwei Jahren erlitten zehn Menschen in der Gruppe ohne Bewegung einen Herzinfarkt; in der Gruppe mit Bewegung erlitten im Gegensatz dazu nur vier Menschen einen Herzinfarkt. Man kann zwei Begriffe daraus ableiten: Das absolute Risiko in der

Kontrollgruppe (ARC = 10/100 = 10%) und das absolute Risiko in der Testgruppe (ART = 4/100 = 4%).

Welche Rolle spielte das Laufen bei der Reduzierung des Herzinfarktrisikos? Hier gibt es auch zwei Begriffe: Die relative Risikoreduktion (RRR) und die absolute Risikoreduktion (ARR). Die RRR wird mit der folgenden Formel berechnet: RRR = (ARC – ART)/ARC. Für das obige Beispiel ist die RRR also (10-4)/10 = 60%. Die ARR ist etwas einfacher berechnen: ARR = ARC – ART, d.h. für unser Beispiel 10% - 4% = 6%. Die ARR ist immer kleiner als die RRR. Wenn man in der Zeitung sensationelle Erfolge einer Behandlung liest, wurde höchstwahrscheinlich die RRR angegeben.

Obwohl die ARR nicht so spektakulär aussieht, kann man einen Parameter daraus berechnen, der ihre Wichtigkeit veranschaulicht. Dieser Parameter namens NNT („Number needed to treat": „Zahl die behandelt werden muss") ist der Kehrwert der ARR. In unserem Beispiel mit einer ARR von 6% ist die NNT 1/0.06 = 17. Anders ausgedrückt müssten 17 Menschen der Kontrollgruppe das Laufprogramm absolvieren, um einem Herzinfarkt entgegenzuwirken. Würden 100 Personen der Kontrollgruppe das Laufprogramm absolvieren, könnte man statistisch gesehen sechs Herzinfarkte verhindern. Man würde daher das Risiko eines Herzinfarktes auf das Risikoniveau der Laufgruppe (4 pro 100) reduzieren.

8. Schlussbemerkung

Wir haben eine Reihe von statistischen Verfahren und deren Probleme betrachtet. Als Beispiel für die Verwendung von vielen dieser Verfahren dient die Publikation „Red Wine Procyanidins and Vascular Health", die in Nature vor einigen Jahren erschienen ist (Corder et al, 2006). Schauen Sie die Publikation an und beurteilen Sie die statistischen Analysen! Wir werden sie in der Vorlesung besprechen!

Danksagung

Ich bedanke mich bei Martina Aumayr, Ulrich Berger und Ernst Bonek für ihre Unterstützung bei der Verfassung dieses Artikels.

Literatur

AGES (2015) Influenza. Acc., 12.06.2015: http://www.ages.at/?id=28502.

Corder R, Mullen W, Khan NQ, Marks SC, Wood EG, Carrier MJ, Crozier A (2006) Oenology: red wine procyanidins and vascular health. Nature 444: 566.

Dallal GE (2012) Why P=0.05? Acc., 25.06.2015: http://www.jerrydallal.com/lhsp/p05.htm.

Gould SG (1982) The Median Isn't the Message by Stephen Jay Gould. Acc.,12.06.2015: http://www.cancerguide.org/median_not_msg.html.

GraphPad Software I (1995-2015) http://www.graphpad.com/guides/prism/6/statistics/index.htm?stat_semandsdnotsame.htm. Acc., 12.06.2015: http://www.graphpad.com/guides/prism/6/statistics/.

GraphPad Software II (1995-2015) http://www.graphpad.com/guides/prism/6/statistics/index.htm?emphasize_confidence_intervals.htm. Acc., 22.06.2017: http://www.graphpad.com/guides/prism/6/statistics/.

Harris M, Taylor G (2003) Medical Statistics Made Easy, United Kingdom: Taylor and Francis.

Hoenig JM, Heisey DM (2001) The Abuse of Power: The Pervasive Fallacy of Power Calculations for Data Analysis. The American Statistician, 55: 1-6.

Lamb EJ (2013) Great Refresher or First Course? Science 340: 31.

Leek JT, Peng RD (2015a) Statistics. What is the question? Science 347: 1314-1315.

Leek JT, Peng RD (2015b) Statistics: P values are just the tip of the iceberg. Nature 520: 612.

Maddox J, Randi J, Stewart WW (1988) "High-dilution" experiments a delusion. Nature 334: 287-291.

Sauro, S. (2012) 10 Things to know about Confidence Intervals. *Measuring U,* Acc., 21.03.2012: http://www.measuringu.com/blog/ci-10things.php

Simon S (2005) Standard deviation versus standard error P.Mean:, Acc., 12.06.2015: http://pmean.com/05/StandardError.html.

Vaux DL (2004) Error message. Nature 428: 799.

Vaux DL (2012) Research methods: Know when your numbers are significant. Nature 492: 180-181.

Vaux DL (2014) Basic statistics in cell biology. Annu Rev Cell Dev Biol 30: 23-37.

Vaux DL, Fidler F, Cumming G (2012) Replicates and repeats--what is the difference and is it significant? A brief discussion of statistics and experimental design. EMBO Rep 13: 291-296.

Zuger A. (2013) A Crash Course in Playing the Numbers. New York Times. The New York Times Company, New York.

Evidence*-Based Medicine

Von Thomas Sycha

Lernziele

- Begriffsdefinition der EBM
- Vorstellung der Methodik, Vorteile, Nachteile und Grenzen der EBM
- Einführung in Bedeutung systematischer Übersichtsarbeiten
- Fähigkeit zur Beurteilung und Interpretation sowie kritischen Bewertung von klinischen Studien („critical appraisal")
- Kenntnis der Maßzahlen der EBM
- Berechnung der Maßzahlen für therapeutische und diagnostische Verfahren anhand von Beispielen
- Überblick über EBM-Ressourcen im Internet

1. Hintergrund

Ärztliches Handeln erfordert ständig, Entscheidungen zu treffen. Es handelt sich dabei um Entscheidungen hinsichtlich der Durchführung diagnostischer Tests, des Stellens von Prognosen oder der Durchführung von Therapien.

Die klinische Entscheidungsfindung basierte in bisherigen Ausbildungssystemen auf der Anwendung von pathophysiologischen Vorstellungsmodellen, der Aneignung von Erfahrung und auf Expertenmeinungen. Zweifelsfrei ist die klinische Erfahrung ein wichtiges Element in der Medizin. Zur Beurteilung der wenigen Maßnahmen mit unmittelbarer und dramatischer Wirkung (Bülau-Drainage bei Pneumothorax) sind auch eigene Beobachtungen ausreichend. Die meisten medizinischen Interventionen haben jedoch nur kleine Effekte und sind ausschließlich im Rahmen wissenschaftlicher Untersuchungen (Studien) beurteilbar.

---

* „Evidence" bedeutet im Englischen: Nachweis oder Beweis im juristischen Sinne. „Evidenz" ist im Deutschen ein philosophischer Begriff: „das Offensichtliche, keiner weiteren Erklärung mehr Bedürftige". Im Zusammenhang mit der EBM meint die Übersetzung von „Evidence" als „Evidenz" jedenfalls die englische Bedeutung.

2. Was ist EBM?

Definition:

Evidence-Based Medicine ist der gewissenhafte, ausdrückliche und vernünftige Gebrauch der gegenwärtig besten Beweise aus der medizinischen Forschung „externer Evidenz*" für Entscheidungen in der Versorgung einzelner Patienten (Sacket, 1996).

EBM ist jedoch kein „Kochbuch" oder „Computermedizin". EBM bedeutet die Integration des wissenschaftlichen Beweises aus systematischer Forschung („externe Evidenz") mit der individuellen klinischen Expertise („interne Evidenz"). Die Anwendung der daraus entstandenen Erkenntnisse muss selbstverständlich unter Berücksichtigung der individuellen Patientenwünsche erfolgen.

Geschichte:

Evidence-Based Medicine wurde in den 1970er-Jahren an der McMaster-Universität in Kanada entwickelt. Ihre philosophischen Wurzeln reichen jedoch bis ins 18. Jahrhundert zurück:

„Die Medizin ist eine Wissenschaft, die einstweilen ausgeübt wird – in der Erwartung, dass man sie eines Tages entdecken wird." (Voltaire 1694–1778).

3. Warum EBM?

Nach groben Schätzungen beruhen nur 20–40% aller tagtäglich getätigten medizinischen Interventionen – sei es im Bereich der Diagnostik, Therapie oder Prognose – auf wissenschaftlichem Nachweis (Dubinsky, 1990).

Als Entscheidungsgrundlage werden oftmals Überlieferungen, Tradition, veraltetes Wissen und allgemeiner Konsensus herangezogen. Nach Untersuchungen des Institute of Medicine scheint aber eine deutliche Diskrepanz zwischen dem Ausmaß der Evidenz und dem des Konsensus zu bestehen (Field, 1992).

	Evidenz	Konsensus
stark	4%	42%
mäßig	45%	52%
kein(e)	51%	6%

Die Ursachen für die „unwissenschaftliche" Ausübung der Medizin liegen in mehreren Bereichen:

- **traditionell dogmatischer Ansatz veralteter Informationsquellen:** Die Halbwertszeit des medizinischen Wissens wird auf etwa 4–5 Jahre geschätzt

(Ramsey, 1991). [siehe das Kapitel „Methodische Grundlagen der medizinischen Wissenschaften"]

- **langsame Umsetzung** von Forschungsergebnissen in die Praxis (8–10 Jahre) (Antmann, 1992).
- **Informationsflut:** Es gibt ca. 20.000 medizinische Fachjournale, jährlich ca. 400.000 neue Einträge in der größten medizinischen Datenbank MEDLINE und ca. 17.000 Fachbücher. Die Praxisrelevanz beträgt ca. 1%.
- **Zeitmangel in der Praxis:** Die durchschnittliche Lesezeit eines Arztes beträgt 30 Minuten pro Woche. Allein im Bereich der Inneren Medizin wäre es jedoch nötig, 19 Artikel/Tag zu lesen, um den letzten Stand der Wissenschaft zu verfolgen (Sackett, 1996).

Ziel der EBM ist es, ärztliche Entscheidungen auf wissenschaftlicher Basis zu stellen, und so den Anteil nicht begründbarer, nicht wirksamer oder schädlicher ärztlicher Interventionen zu reduzieren.

4. Wie funktioniert EBM?

Die Methoden der EBM lassen sich in ***5 Schritte*** gliedern:

- ***Formulierung einer strukturierten klinischen Frage***

Die Formulierung einer präzisen klinischen Frage zwingt zur Problemanalyse, und ist somit Basis für erfolgreiche Suche nach Evidenz. Dieser Schritt erspart Zeitverlust und Frustration und ist Voraussetzung für eine mögliche Beantwortung mit angemessenem Zeitaufwand.

Eine präzise klinische Frage lässt sich in Form des PICO Format stellen:

P: Patient/Problem

I: Intervention (Therapie, Diagnostik, Prognostik)

C: Control (Alternative)

O: Outcome (Ziel)

Beispiel: Ist die Überlebensrate (O) von Patienten mit akutem ischämischen Insult (P) bei Vollheparinisierung (I) höher als bei Therapie mit Thrombozytenaggregationshemmern (C)?

Wichtig ist es, die Balance zwischen zu spezifisch (= nicht bearbeitbar) und zu weit (= nicht nützlich) zu halten!

- ***Identifikation der geeigneten Informationsquellen***

Primärliteratur (Originalarbeiten):

z.B. MEDLINE und EMBASE (= „klassischer EBM-Ansatz"). Aufgrund der großen Datenmengen ist die rationelle Bearbeitbarkeit klinischer Fragestellungen oft nicht möglich. Die Suche in der Primärliteratur ist jedoch ein sehr guter Ansatz bei wissenschaftlichen Fragestellungen.

MEDLINE	www.pubmed.gov	v.a. englischsprachiger Sprachraum
EMBASE	www.elsevier.nl	v.a. europäischer Sprachraum

Sekundärliteratur (kondensierte Form): [z.B. ACP, EBM, BE]

Hier findet man strukturierte und kommentierte Abstracts aus wichtigen medizinischen Zeitschriften. Sekundärliteratur bietet einen raschen Überblick über die „prominentesten Publikationen". Ausschließliche Suche in Sekundärliteratur birgt jedoch auch die große Gefahr relevante Arbeiten zu übersehen.

Systematische Übersichtsarbeiten: [v.a. Cochrane Library]

Für klinische Fragestellungen sind systematische Übersichtsarbeiten ein ideales Werkzeug. Die Cochrane Library ist eine Datenbank systematischer Übersichtsarbeiten mit methodisch sehr gutem Standard. Falls die gestellte Frage in einem der Reviews behandelt wird, stellt sie eine ausgezeichnete Möglichkeit zur Beantwortung der Frage dar.

Elemente der Cochrane Library:

- eine sehr große Datenbank randomisiert-kontrollierter Studien
- Database of Abstracts of Reviews of Effectiveness (DARE):
  Strukturierte Abstracts von systematischen Reviews, die vom NHS Centre for Reviews and Dissemination, University of York, UK, kritisch beurteilt wurden.
- The Cochrane Controlled Trials Register (CCTR):
  Bibliographie von kontrollierten Studien
- Cochrane-Review-Methodology-Database:
  Bibliographie von Artikeln und Bücher über Wissenschaftssynthese [siehe das Kapitel „Medizinische Informationssuche"]

- ***Suchtechnik für valide Antworten***

Es wird eine Suchstrategie in der jeweiligen Datenbank festgelegt. Die Suchstrategie lässt sich aus den 4 Komponenten (PICO) der präzisen Fragestellung ableiten. Zur Kombination der Suchbegriffe kommen die Boole'schen Operatoren zur Anwendung: „OR" bietet sich für die Verknüpfung von Synonymen innerhalb einer Komponente an (die Suche wird „breiter"). „AND" wird z.B. für die Verknüpfung der einzelnen Komponenten verwendet (die Suche wird „schmäler"). [siehe das Kapitel „Medizinische Informationssuche"]

- ***Begutachtung der aufgefundenen Literatur: „critical appraisal"***

Die kritische Beurteilung und Interpretation einer klinischen Studie ist wichtig, kann jedoch sehr aufwendig und schwierig sein. Es empfiehlt sich daher anhand von festgelegten Kriterien systematisch die jeweilige Studie zu beurteilen und die Bewertungen in Checklisten einzutragen:

Glaubwürdigkeit von Studien in Abhängigkeit von der angewandten Studienmethodik [siehe auch Kapitel „Grenzen der medizinischen Wissenschaft"]	
I	Systematischer Review aus randomisierten kontrollierten Studien
IIa	Zumindest eine randomisierte kontrollierte Studie [RCT] mit ausreichender Größe
IIb	Methodisch hochwertige prospektive Studie ohne Randomisierung
III	Methodisch hochwertige, quasi experimentelle Studie (retrospektiv)
IV	Mehr als eine methodisch hochwertige, nicht experimentelle Studie
V	Expertenmeinungen, Konsensuskonferenzen

Merke: Evidence-Based Medicine ist nicht auf RCTs und Metaanalysen beschränkt!

- Für viele Fragestellungen gibt es (noch) keine methodisch hochwertigen Daten
- Sehr seltene Krankheitsbilder lassen sich nicht in RCTs untersuchen, da keine ausreichend hohen Fallzahlen erzielbar sind.
- Seltene Ereignisse (z.B. seltene aber oft relevante Nebenwirkungen) werden mit RCTs nicht hinreichend abgebildet.

Es gilt der Grundsatz: „Best Evidence" d.h. Orientierung an der besten zurzeit verfügbaren externen Evidenz (u.a. bestmögliches Studiendesign) in der Beurteilung einer medizinischen Intervention.

Im „Critical Appraisal" werden Studien zunächst auf ihre ***interne Validität*** (Studiendesign, Randomisierung, verdeckte Zuteilung, Verblindung, „Intention to treat", Vergleichbarkeit der Gruppen) überprüft. Können die Resultate einer Studie als valide befunden werden, stellen sich Fragen nach der Bedeutung, der klinischen ***Relevanz*** der Ergebnisse (Zielparameter, Patientencharakteristik, Setting).

Die reportierten Effekte können zur besseren Anschaulichkeit in andere Effektmaße umgerechnet werden (siehe Abschnitt 8 „Maßzahlen der EBM").

Im letzten Schritt der kritischen Beurteilung stellt sich die Frage nach der ***externen Validität***, der Anwendbarkeit der Ergebnisse auf einen individuellen Patienten.

Checkliste „interne Validität" *(Sind die Resultate der Studie gültig?):*

Wurden die Patienten in die Gruppen durch Zufall zugeteilt (randomisierte Studie)?

War die Zuteilung vorhersehbar?

Wurden alle eingeschlossenen Patienten auch ausgewertet?

Wurden Patienten in der Gruppe, zu der sie randomisiert worden waren, auch ausgewertet? War das Follow-up komplett?

Wurden die Gruppen mit Ausnahme der zu untersuchenden Intervention gleich behandelt (begleitende Maßnahmen)?

War die Studie verblindet (einfach, doppelt)?

Waren die demographische Daten der Gruppen gleich (Gruppen vergleichbar)?

Checkliste „Bedeutung" *(Sind die validen Resultate der Studie bedeutend?):*

Was waren die Studienergebnisse?

Studienergebnisse signifikant (ARR, RRR, NNT)?

Endpunkte (Klinische Outcomes, Surrogate)?

Nutzen/Risiko-Abschätzung (sind die möglichen Vorteile der Intervention größer als die möglichen Nebenwirkungen)?

Ist der aufgezeigte Patientennutzen so *groß*, dass für die Patienten ein *echter* Nutzen entsteht? *Cave: signifikant bedeutet nicht relevant!*

Checkliste „externe Validität" *(Können die validen und bedeutenden Resultate auf meinen Patienten angewendet werden?):*

Ein-/Ausschlusskriterien (ist mein individueller Patient anders, z.B. Komorbidität)?

Demografische Daten (ist mein individueller Patient anders, z.B. Alter, Geschlecht)?

Ist eine (Risiko-)Gewichtung für meinen individuellen Patienten nötig?

Was sind die Präferenzen des (meines) individuellen Patienten?

- ***Anwendung auf den Patienten!!!***

5. Vorteile der EBM

- Das Praktizieren von EBM führt zu einer kontinuierlichen Verbesserung des eigenen Wissens (= Integration der Fortbildung in die klinische Praxis).
- EBM verbessert die Kritikfähigkeit gegenüber – und das Verständnis für – Forschungsmethoden.
- EBM führt zur Elimination ineffektiver und schädlicher Diagnosewege und Therapien.
- Kompetenzzuwachs durch Bewertung der verfügbaren Publikationen (⇒ wichtig bei „informierten" Patienten).
- EBM nimmt die „dogmatische" Sicherheit und zeigt Lücken in der Evidenz für unser ärztliches Handeln auf.

6. Nachteile der EBM

- Die Methoden der EBM (v.a. die Datenbanksuche) benötigen Infrastruktur (PC, Internetzugang).
- EBM verursacht Kosten (Datenbanken, Fachzeitschriften).
- Das Praktizieren von EBM kostet Zeit, wobei anfänglich 2 Stunden pro Fragestellung zu veranschlagen sind. Dieser Zeitaufwand lässt sich bei zunehmender Erfahrung auf ca. 30 Minuten reduzieren (Lernkurve!).
- scheinbarer Kompetenzverlust (nicht mehr nur die eigene Erfahrung und Intuition entscheidet)

7. Grenzen und Möglichkeiten

- EBM ist keine Methode zur Kosteneinsparung!
- Evidenz trifft keine klinischen Entscheidungen! Sie zeigt nur die Folgen unterschiedlicher Interventionen auf!

- Bestimmte Bereiche sind aus ethischen Gründen oder Gründen der Praktikabilität nicht durch kontrollierte Studien evaluierbar.

8. Maßzahlen der EBM

Die Maßzahlen der EBM dienen zur informativen und praxisrelevanten Beschreibung von positiven und negativen Therapieeffekten, sowie der Beschreibung der Präzision von Tests und der Sinnhaftigkeit ihrer Anwendung. Die im Folgenden genannten Kenngrößen sind, ausgehend von den klinischen Zielgrößen, einfach zu berechnen.

Maßzahlen für therapeutische Verfahren

4-Felder-Tafel

	Endpunkt eingetreten	Endpunkt nicht eingetreten	Randsumme∑
Intervention	**A**	**B**	A + B
Kontrolle	**C**	**D**	C + D
Randsumme ∑	A + C	B + D	

Mit Hilfe der 4-Felder-Tabelle (s.o.) können sie in wenigen Minuten bestimmt werden, und helfen die Bedeutung der Studienergebnisse im Prozess des „critical appraisal" einzuschätzen. Im Folgenden werden die Maßzahlen der EBM erklärt, die Berechnung der Maßzahlen für therapeutische Interventionen am Beispiel einer Kohortenstudie (De Gans et al. 2002), für diagnostische Interventionen am Beispiel einer Fall-Kontroll-Studie (Winkens et al., 1995) demonstriert.

Eckdaten der Studie (De Gans et al., 2002)**:**

301 Patienten mit akuter bakterieller Meningitis wurden in diese randomisierte doppelblinde Placebo-kontrollierte Studie aufgenommen.

Alle Patienten erhielten ein Antibiotikum intravenös verabreicht.

Gruppen:	A.) 157 Patienten erhielten 10 mg Dexamethason kurz vor oder gemeinsam mit der ersten Antibiotikagabe und dann alle 6 Stunden über gesamt 4 Tage.
	B.) 144 Patienten erhielten ein Placebo intravenös verabreicht.
Follow-up:	8 Wochen

Hauptzielparameter: Glasgow Outcome Scale (GOS) [Range 1–5] wobei GOS 5 (= milde oder keine Beeinträchtigungen, Patient ist arbeits- bzw. schulfähig) als günstiges Outcome definiert wurde.
GOS 1-4 wurden als ungünstiges Outcome definiert

Nebenzielparameter: Tod, fokalneurologische Ausfälle, Hörverlust, Magen-Darm-Blutungen, Pilzinfektionen, Herpes zoster, Blutzuckerentgleisungen

In der Interventionsgruppe (Dexamethason) erlitten 23 der 157 Patienten ein schlechtes Outcome (GOS 1–4). In der Kontrollgruppe (Placebo) waren es 36 der insgesamt 144 Patienten. (siehe Ergebnistabelle)

Ergebnistabelle (De Gans et al., 2002):

TABLE 2. OUTCOMES EIGHT WEEKS AFTER ADMISSION, ACCORDING TO CULTURE RESULTS.*

OUTCOME AND CULTURE RESULTS	DEXAMETHASONE GROUP	PLACEBO GROUP	RELATIVE RISK (95% CI)†	P VALUE
	no./total no. (%)			
Unfavorable outcome				
All patients	23/157 (15)	36/144 (25)	0.59 (0.37–0.94)	0.03
Streptococcus pneumoniae	15/58 (26)	26/50 (52)	0.50 (0.30–0.83)	0.006
Neisseria meningitidis	4/50 (8)	5/47 (11)	0.75 (0.21–2.63)	0.74
Other bacteria	2/12 (17)	1/17 (6)	2.83 (0.29–27.8)	0.55
Negative bacterial culture‡	2/37 (5)	4/30 (13)	0.41 (0.08–2.06)	0.40
Death				
All patients	11/157 (7)	21/144 (15)	0.48 (0.24–0.96)	0.04
S. pneumoniae	8/58 (14)	17/50 (34)	0.41 (0.19–0.86)	0.02
N. meningitidis	2/50 (4)	1/47 (2)	1.88 (0.76–20.1)	1.00
Other bacteria	1/12 (8)	1/17 (6)	1.42 (0.10–20.5)	1.00
Negative bacterial culture	0/37	2/30 (7)	—	0.20
Focal neurologic abnormalities				
All patients	18/143 (13)	24/119 (20)	0.62 (0.36–1.09)	0.13
S. pneumoniae	11/49 (22)	11/33 (33)	0.67 (0.33–1.37)	0.32
N. meningitidis	3/46 (7)	5/44 (11)	0.57 (0.15–2.26)	0.48
Other bacteria	3/11 (27)	3/16 (19)	1.45 (0.36–5.92)	0.66
Negative bacterial culture	1/37 (3)	5/26 (19)	0.14 (0.02–1.13)	0.07
Hearing loss				
All patients	13/143 (9)	14/119 (12)	0.77 (0.38–1.58)	0.54
S. pneumoniae	7/49 (14)	7/33 (21)	0.67 (0.25–1.69)	0.55
N. meningitidis	3/46 (7)	5/44 (11)	0.57 (0.15–2.26)	0.48
Other bacteria	2/11 (18)	1/16 (6)	2.91 (0.30–28.3)	0.55
Negative bacterial culture	1/37 (3)	1/26 (4)	0.70 (0.05–10.7)	1.00

*The analyses of unfavorable outcome and death included all patients and were performed with a last-observation-carried-forward procedure. The analyses of neurologic abnormalities and hearing loss included all surviving patients who underwent neurologic examination at eight weeks.

†CI denotes confidence interval.

‡Included in this category are two patients in whom cerebrospinal fluid culture was not performed.

	Endpunkt eingetreten	Endpunkt nicht eingetreten	Randsumme ∑
Intervention	**A 23**	**B 134**	A + B 157
Kontrolle	**C 36**	**D 108**	C + D 144
Randsumme ∑	A + C 59	B + D 242	

Absolute Effektmaße

Absolutes Risiko (AR)

= Wahrscheinlichkeit für den Eintritt eines Ereignisses; entspricht der Inzidenz, wenn es in einer Kohorte ermittelt wurde.

AR für die Interventionsgruppe (syn. EER [experimental event rate]) = A / (A + B)

AR für die Kontrollgruppe (syn. CER [control event rate]) = C / (C + D)

In dem Beispiel (De Gans et al., 2002):

AR (Dexamethason) = 23 / 157 = 0,146 = 14,6%

AR (Placebo) = 36 / 144 = 0,25 = 25%

Odds (Chancen)

= vermitteln eine Vorstellung von der Wahrscheinlichkeit oder dem Risiko des Eintretens eines Ereignisses.

Odds = Anzahl der Patienten mit eingetretenem Endpunkt / Anzahl der Patienten ohne eingetretenem Endpunkt (berechnet innerhalb einer Gruppe)

Odds für die Interventionsgruppe = A/B

Odds für die Kontrollgruppe = C/D

In dem Beispiel:

Odds (Dexamethason) 23/134 = 0,172 (vs. 0,146 AR)

Odds (Placebo) 36/108 = 0,333 (vs. 0,25 AR)

NB: Wie in diesem Beispiel unterscheiden sich die Odds von den AR bei geringer Inzidenz der eingetretenen Endpunkte nur wenig.

Absolute Risikoreduktion (ARR)

= Betrag der absoluten Differenz der Ereignisraten zwischen den zwei Gruppen

= | C/(C + D) – A/(A + B) |

Wenn es zu einer Zunahme des Risikos unter der experimentellen Therapie kommt spricht man von einer absoluten Risikozunahme (ARI: absolute risk increase) die sich gleich berechnet

In dem Beispiel:

ARR = AR (Placebo) – AR (Dexamethason) = 25% – 14,6% = 10,4%

Relative Effektmaße

Entstehen durch den Vergleich 2er (oder mehrerer) absoluter Risikomaße.

Relatives Risiko (RR)

= ist das Verhältnis der absoluten Risken in 2 Gruppen, ein Faktor, der anzeigt, wie vielfach das Risiko in einer Kohorte gegenüber der anderen Kohorte erhöht oder erniedrigt ist.

RR = AR (Intervention) / AR (Kontrolle)

Werte < 1 bedeuten einen protektiven Effekt der Intervention; RR = 1 bedeutet, dass kein Unterschied zwischen Intervention und Kontrolle besteht, Werte >1 bedeuten einen negativen Effekt der Intervention.

In dem Beispiel:

RR = AR (Dexamethason) / AR (Placebo) = 14,6 % / 25% = 0,584

NB: Das RR darf nur aus Kohortenstudien berechnet werden (Bezug zur Inzidenz)

Odds Ratio (OR)

= das Verhältnis der Odds (Chancen) in beiden Gruppen.

OR = Odds (Intervention) / Odds (Kontrolle)

In dem Beispiel:

OR = Odds (Dexamethason) / Odds (Placebo) = 0,172 / 0,333 = 0,517 (vs. 0,585 RR)

Relative Risikoreduktion (RRR)

= die relative Reduktion, durch eine Intervention des Risikos den Studienendpunkt zu erreichen = die prozentuale Reduktion der Ereignisrate in der Interventionsgruppe.

Sie steht nicht in Relation zum basalen Risiko des Studienendpunkts (=Inzidenz)

RRR = (AR (Kontrolle) – AR (Intervention)) / AR (Kontrolle) x 100

In dem Beispiel:

RRR = (25% – 14,6%) / 25% * 100 = 41,6% (vs. 10,4% ARR)

NB: Die RRR liefert oft – so wie auch in diesem Fall – eindrucksvolle Ergebnisse!!!

Number Needed to Treat (NNT)

= Anzahl der Patienten, die behandelt werden müssen, um ein Ereignis zu verhindern. Die NNT errechnet sich aus dem Kehrwert der ARR: NNT = 1 / ARR

In dem Beispiel:

NNT = 1 / 0,104 = 9,6 →10 (muss immer auf ganze Zahlen aufgerundet werden)

10 Patienten müssen daher über 4 Tage mit der experimentellen Intervention (Dexamethason 10 mg 4 x tgl.) behandelt werden, um bei einem das Eintreten des Studienendpunktes (ungünstiges Outcome definiert als GOS 1–4) zu verhindern.

Number Needed to Harm (NNH)

= Anzahl von Patienten, die mit der experimentellen Therapie behandelt werden muss, bevor es bei einem Patienten zu einer zusätzlichen Komplikation oder Nebenwirkung kommt, verglichen mit der Kontrollgruppe. NNH = 1 / (Nebenwirkungsrate Therapie – Nebenwirkungsrate Placebo), analog NNT

In dem Beispiel (siehe „Adverse Events"-Tabelle):

AR für Blutzuckerentgleisung: 50/157 = 0,318 = 31,8% unter Dexamethason

37/144 = 0,257 = 25,7% unter Placebo

ARI = 6,1%; RR = 1,24; NNH = 16,4→17

„Adverse Events"- Tabelle (De Gans et al., 2002):

TABLE 5. ADVERSE EVENTS.

EVENT	DEXAMETHASONE GROUP (N=157)	PLACEBO GROUP (N=144)	P VALUE
	no. (%)		
Gastrointestinal bleeding	2 (1)	5 (3)	0.27
Blood transfusion required	2 (1)	4 (3)	0.43
Stomach perforation	1 (1)	0	1.00
Hyperglycemia	50 (32)	37 (26)	0.24
Herpes zoster	6 (4)	4 (3)	0.75
Fungal infection	8 (5)	4 (3)	0.38

17 Patienten müssen daher über 4 Tage mit der experimentellen Intervention (Dexamethason 10 mg 4 x tgl.) behandelt werden, um bei einem Patienten das Auftreten einer Blutzuckerentgleisung zusätzlich auszulösen.

Diskussion der Effektmaße Therapie

Die alleinige Betrachtungsweise der relativen Effektmaße (RR, RRR) ist durch den fehlenden Bezug zum Grundrisiko unzureichend!

(z.B. AR: 1% vs. 2% und 10% vs. 20% ergeben ein identisches RR)

Das AR, ARR und NNT bzw. NNH geben wichtige zusätzliche Informationen zur Beurteilung des Effekts. (ARR 1% vs. 10%, Nutzen-Risiko Abschätzung)

NB: NNT und NNH sind auf die eigenen Patienten nur dann anwendbar, wenn die zugrundeliegenden absoluten Risiken für diese Patienten ähnlich sind.

Signifikanz / Konfidenzintervall

Basierend auf einer Vereinbarung der wissenschaftlichen Kommunität wird eine Irrtumswahrscheinlichkeit von 5% für ein falsch positives Ergebnis akzeptiert (siehe Kapitel „Analyse statistischer Verfahren"). Die Angabe des p-Wertes (Irrtumswahrscheinlichkeit) zeigt daher an, ob es sich um ein signifikantes Ergebnis handelt: $p < 0{,}05$ = signifikant.

Häufig werden anstatt der p-Werte die korrespondierenden Konfidenzintervalle z.B. das 95%-Konfidenzintervall (95%-CI) angegeben. Die Betrachtung der Konfidenzintervalle liefert wichtige Hinweise zur Sicherheit der ermittelten Kennzahlen.

In dem Beispiel (De Gans et al., 2002):

RR (Hauptzielparameter) = 0,584 (95%-CI 0,37 – 0,94) ; p = 0,03 → Das Ergebnis ist statistisch signifikant.

Übung zu den Maßzahlen für therapeutische Verfahren:

Errechnen Sie die Maßzahlen für den Nebenzielparameter „Tod" der Studie De Gans et al., 2002 (siehe Ergebnistabelle): Lösung im Anhang

Maßzahlen für diagnostische Verfahren

4-Felder-Tafel

	Erkrankung vorhanden	Erkrankung fehlt	Randsumme $\sum$
Test positiv	**A**	**B**	A + B
Test negativ	**C**	**D**	C + D
Randsumme $\sum$	A + C	B + D	

Im Folgenden werden die Maßzahlen der EBM für diagnostische Interventionen erklärt, und deren Berechnung am Beispiel einer Fall-Kontroll-Studie (Winkens et al., 1995) demonstriert.

Eckdaten der Studie (Winkens et al., 1995):

1388 Patienten mit Miktionsbeschwerden und klinischem Verdacht auf einen Harnwegsinfekt (Männer:Frauen = 1:10) wurden in diese multizentrische Fall-Kontroll-Studie (16 niedergelassene praktizierende Ärzte) eingeschlossen. Der Harnstreifentest (Leukozyten, Nitrit, Hämoglobin) und die mikroskopische Untersuchung auf Leukozyten, Erythrozyten wurde mit dem Goldstandard mikrobiologische Harnuntersuchung (Bakterienzahl/ml) verglichen.

Bei 77 Patienten war der Harn kontaminiert (Goldstandardmethode nicht aussagekräftig). Von den verbleibenden 1311 Patienten hatten 69% einen Harnwegsinfekt, 31% zeigten in der Goldstandarddiagnostik ein negatives Resultat.

In der weiteren Folge sollen die Diagnostik- Maßzahlen der EBM für die mikroskopische Leukozytenzählung in der vorliegenden Studie berechnet werden.

	Bakterien > 10^5 (krank)	Bakterien < 10^5 (gesund)	Randsumme $\sum$
Leukozyten positiv	**A 823**	**B 297**	A + B 1120
Leukozyten negativ	**C 79**	**D 112**	C + D 191
Randsumme $\sum$	A + C 902	B + D 409	

Sensitivität/Spezifität: sind Kennzahlen der Qualität eines Tests

Sensitivität = Anteil der tatsächlich Kranken, die ein positives Testergebnis erzielen; errechnet sich aus A / (A + C)

Spezifität = Anteil der nicht Erkrankten, die ein negatives Testergebnis erzielen; errechnet sich aus D / (B + D)

Sensitivität (Leukozyten)= .... %	Spezifität (Leukozyten)= .... %

Sowohl die Sensitivität als auch die Spezifität eines Tests sollten möglichst hoch sein damit der Anteil

- der falsch positiven Befunde (1 – Spezifität)
- der falsch negativen Befunde (1 – Sensitivität)

möglichst gering ist.

Anteil der falsch positiven Befunde (Leukozyten)= .... %
Anteil der falsch negativen Befunde (Leukozyten)= .... %

Beide Maßzahlen gehen vom Krankheitszustand aus und haben daher nur einen beschränkten Wert für die Anwendung auf den individuellen Patienten.

interessanter ist:

- kann bei +Test auf das Vorliegen der Erkrankung geschlossen werden?
- kann bei -Test auf das Fehlen der Erkrankung geschlossen werden?

Positiv/Negativ prädiktiver Wert:

Der positiv prädiktive Wert (PPW) bezeichnet den Anteil der Kranken mit positivem Befund am Gesamtkollektiv mit positiven Befunden. PPW = A / (A + B)

[Der positiv prädiktive Wert (soll hoch sein) ist wichtig bei Screening- Untersuchungen.]

Der negativ prädiktive Wert (NPW) bezeichnet den Anteil der Gesunden mit negativen Befunden am Gesamtkollektiv mit negativem Befund. NPW = D / (C + D)

[Der negativ prädiktive Wert (soll hoch sein) ist ein guter Parameter zum Ausschluss einer Erkrankung.]

positiv prädiktiver Wert (Leukozyten) = ... %
negativ prädiktiver Wert (Leukozyten) = ... %

Likelihood Ratio (LR):

LR+ bezieht sich auf positiven Testausgang. Die LR+ gibt an, um wie viel wahrscheinlicher es ist, dass ein positiver Test von einem Kranken stammt als von einem Gesunden.

LR+ = Sensitivität / (1 – Spezifität)

LR- bezieht sich auf negativen Testausgang. Die LR- gibt an, um wie viel wahrscheinlicher es ist, dass ein negativer Test von einem Gesunden stammt als von einem Kranken. LR- = (1 – Sensitivität) / Spezifität

LR+ (Leukozyten)= ....,....	LR- (Leukozyten)= ....,....

Bewertung der Likelihood Ratio

	LR-			LR+	
< 0,1	0,1–0,3	0,3–1	1–3	3–10	> 10
sehr gut	befriedigend	wertlos	wertlos	befriedigend	sehr gut

Vor-/Nachtest-Wahrscheinlichkeit:

Die Vortest-Wahrscheinlichkeit für das Vorliegen einer Erkrankung kann aus epidemiologischen Daten, Statistiken der eigenen Klinik oder auch aus dem Studienkollektiv ermittelt werden. Für Letzteres gilt:

Die Vortestwahrscheinlichkeit = (A + C) / (A + B + C + D)

Cave: Selbstverständlich ist die Vortestwahrscheinlichkeit nur für das Kollektiv gültig, aus dem sie ermittelt wurde!

Vortestwahrscheinlichkeit in der Studie (Winkens et al., 1995): .... %

Über die Bestimmung der Likelihood Ratio und unter Anwendung eines Normogramms (siehe Abbildung) kann die Nachtestwahrscheinlichkeit ermittelt werden. Die Nachtest-Wahrscheinlichkeit ist stark von der Vortest-Wahrscheinlichkeit (Einschätzung, Erfahrung, epidemiologischen Daten) abhängig. Die Aussagekraft eines + oder – Befundes hängt daher nicht nur von der Testqualität und der daraus resultierenden Likelihood Ratio ab.

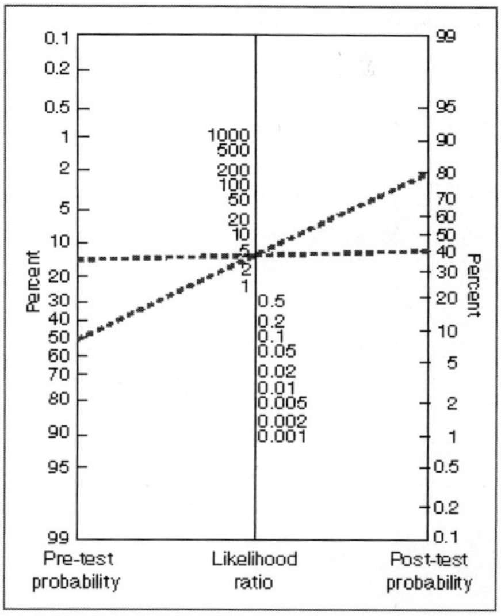

Abbildung: Nomogramm nach Fagan (1975)

Beispiele unterschiedlicher Vortestwahrscheinlichkeiten (15% bzw. 50%), die bei gleicher LR+ (4,0) zu unterschiedlichen Nachtestwahrscheinlichkeiten führen (40% bzw. 80%).

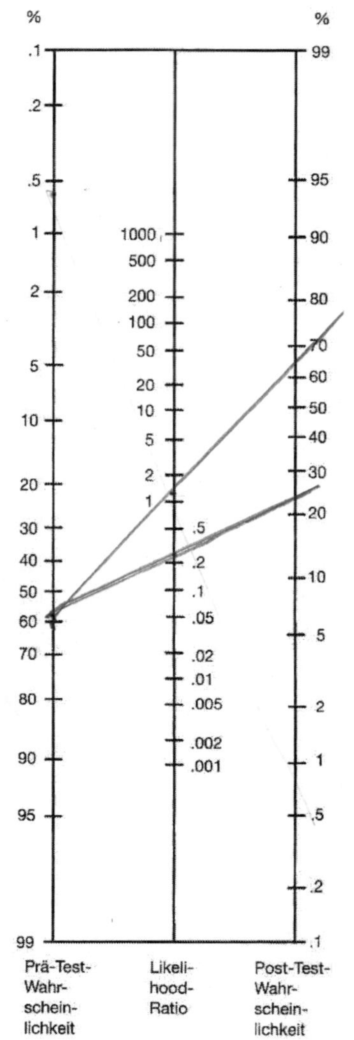

Abbildung: Nomogramm nach Fagan (1975) zur Bestimmung der Nachtest-Wahrscheinlichkeit.

Wie hoch ist die Nachtest-Wahrscheinlichkeit für einen Patienten aus dem Studienkollektiv der Studie (Winkens et al., 1995), bei einem positiven bzw. bei einem negativen (Leukozyten-)Testergebnis an einem Harnwegsinfekt erkrankt zu sein?

Nachtestwahrscheinlichkeit (Befund neg.): .... %

Nachtestwahrscheinlichkeit (Befund pos.): .... %

9. EBM im Internet (Links)

Centre for Evidence-Based Medicine (Oxford University)	http://cebm.jr2.ox.ac.uk enthält Lernunterlagen und Analysewerkzeuge
Evidence Based Clinical Practice Tutorial; Edward G. Miner Library at the University of Rochester Medical Center	http://www.medlib.iupui.edu/ebm
Evidence-Based Health Informatics (Health Information Research Unit [HIRU], McMaster University)	http://hiru.hirunet.mcmaster.ca
Evidence-Based Medicine and Evidence-Based Practice Resources (Ottawa General Hospital)	http://www.ottawahospital.on.ca/library/ebhc-e.asp
Evidence Based Health Care (University of Illinois at Chicago)	http://www.uic.edu/depts/lib/lhsp/resources/publ.shtml
Netting the Evidence: A ScHARR Introduction to Evidence Based Practice on the Internet	http://www.shef.ac.uk/~scharr/ir/netting
Introduction to Information Mastery	http://www.poems.msu.edu/InfoMastery/
Centre for Evidence based Medicine	http://www.cebm.net
Canadian Centre for Health Evidence	http://www.cche.net
Evidence-Based Medicine	http://ebm.bmjjournals.com/
Clinical practice guidelines	www.guidelines.gov, www.cma.ca/cpgs
Deutsches Cochrane Zentrum	http://www.cochrane.de
Deutsches Netzwerk Evidenz-basierte Medizin e.V.	http://www.ebm-netzwerk.de/
Deutsches Institut für Medizinische Dokumentation und Information	http://www.dimdi.de/
Leitlinien	http://www.leitlinien.de/

Literatur

Antman, E.M., Lau, J., Kupelnick, B., Mosteller, F., Chalmers, T.C. (1992): A comparison of results of meta-analyses of randomized control trials and recommendations of clinical experts: Treatments for myocardial infarction. JAMA; 268 (2), p 240–248.

De Gans, J., Van de Beek, D. (2002): Dexamethasone in adults with bacterial meningitis. N Engl J Med; 347(20), p 1548–1556.

Dubinsky, M., Ferguson, J.H. (1990): Analysis of the National Institutes of Health Medicare Coverage Assessment. Int J Technol Assess Health Care. 6(3), p 480–488.

Ellis, J., Mulligan, I., Rowe, J., Sackett, D.L. (1995): Inpatient General Medicine is Evidence Based. A-Team, Nuffield Department of Clinical Medicine. Lancet; Aug 12; 346(8972), p 407–410.

Fagan, T.J. (1975): Nomogram for Bayes theorem. N Engl J Med; 293, p 257.

Field, M.J., Lohr, K.N., (1992), Guidelines for Clinical Practice, Institute of Medicine, Nat Acad Press.

Ramsey, P.G., Carline, J.D., Inui, T.S., Larson, E.B., LoGerfo, J.P., Norcini, J.J., Wenrich, M.D. (1991): Changes over time in the knowledge base of practicing internists. JAMA; 266(8), p 1103–1107.

Sackett, D.L., Rosenberg, W.M., Gray, J.A., Haynes, R.B., Richardson, W.S. (1996): Evidence Based Medicine: What It Is and What It Isn't. BMJ. Jan 13; 312(7023), p 71–72.

Winkens, R.A., Leffers, P., Trienekens, T.A., Stobberingh, E.E. (1995): The validity of urine examination for urinary tract infections in the daily practice. Family Practice; 12, p 290–293.

Weiterführende Literatur

Bartens, W. (1999): Einführung in die Evidence-Based Medicine. Kritische Beurteilung klinischer Studien als Basis einer rationalen Medizin. Bern, Göttingen, Toronto, Seattle, Hans Huber.

Perleth, M., Antes, G. (eds.) (2002): Evidenzbasierte Medizin. Wissenschaft im Praxisalltag, 3. erweiterte und aktualisierte Auflage. München, Urban&Vogel.

Sackett, D.L., Richardson, S.R., Rosenberg, W., Haynes, R.B. (Deutsch von R. Kunz) (1999): Evidenzbasierte Medizin. EBM-Umsetzung und -Vermittlung. Germering, W. Zuckschwerdt-Verlag.

Anhang

Lösung des Übungsbeispiels Nebenzielparameter „Tod" der Studie De Gans et al. 2002

	Endpunkt eingetreten	Endpunkt nicht eingetreten	Randsumme $\sum$
Intervention	**A 11**	**B 146**	A + B 157
Kontrolle	**C 21**	**D 123**	C + D 144
Randsumme $\sum$	A + C 32	B + D 269	

Absolute Effektmaße

Absolutes Risiko (AR)

AR (Dexamethason) = 11 / 157 = 0,07 = 7%

AR (Placebo) = 21 / 144 = 0,146 = 14,6%

Odds (Chancen)

Odds (Dexamethason) 11/134 = 0,075 (vs. 0,07 AR)

Odds (Placebo) 21/123 = 0,171 (vs. 0,146 AR)

Absolute Risikoreduktion (ARR)

ARR = AR (Placebo) – AR (Dexamethason) = 14,6% – 7% = 7,6%

Relative Effektmaße

Relatives Risiko (RR)

RR = AR (Dexamethason) / AR (Placebo) = 7 % / 14,6% = 0,479

Odds Ratio (OR)

OR = Odds (Dexamethason) / Odds (Placebo) = 0,075 / 0,171 = 0,439 (vs. 0,479 RR)

Relative Risikoreduktion (RRR)

RRR = (AR (Placebo) – AR (Dexamethason)) / AR (Placebo) x 100

RRR = (14,6% – 7%) / 14,6% * 100 = 52,1% (vs. 7,6% ARR)

NB: Die RRR liefert oft – so wie auch in diesem Fall – eindrucksvolle Ergebnisse!!!

Number Needed to Treat (NNT)

ARR: NNT = 1 / ARR

NNT = 1 / 0,076 = 13,2 →14 Patienten müssen daher über 4 Tage mit der experimentellen Intervention (Dexamethason 10mg 4x tgl.) behandelt werden um bei einem das Eintreten des Studienendpunktes (ungünstiges Outcome definiert als GOS 1-4) zu verhindern.

Wissenschaft und Ethik

Von F.X. Lackner

Lernziele

Es soll den Studierenden vor Augen geführt werden, dass der Fortschritt in der Medizin auf faire Weise erzielt werden muss. Die Risiken und Früchte des klinischen Versuches sollen gerecht verteilt werden. Dazu wird vermittelt:

- Der ethische Gehalt der Codices
- Schutz von Gesunden und Kranken bei Forschungsvorhaben
- Verhinderung von Malversationen

1. Warum Forschung

Vor mehr als zweitausend Jahren hat der Mann, der für viele an der Wiege der Medizin gestanden ist, das Berufsbild des Arztes charakterisiert. Er schildert ihn nicht nur als Heiler, sondern auch als Lehrer, der sein Wissen weitergibt, auch als einen Forscher, der die Grundlagen seines Handelns erst erwerben muss.

Alle Fortschritte in der Medizin fußen letztlich auf dem Experiment, sei es einer Einzelbeobachtung, einem Therapieversuch oder einer komplexen Versuchsanordnung, welche an einer Gruppe von Versuchspersonen verschiedene Dosierungen oder Methoden erprobt.

Da jede Therapie Nebenwirkungen hat und Kosten verursacht, muss sie so gut wie möglich erforscht sein. Aus diesem Grund fordert man heute experimentell erhobene Grundlagen – Evidence – für jede Behandlung. Dies auf die gesamte Medizin ausgedehnt führt zu dem Konzept der so genannten *Evidence-Based Medicine* (EBM).

Für viele Mediziner war Hippokrates aber auch der Begründer der ärztlichen Ethik, deren Inhalte heute noch von Vielen in der gleichnamigen Eidesformel feierlich gelobt werden. Ethik in allgemeiner Deutung bedeutet jene Überlegungen in unser Tun einfließen zu lassen, welche begründet auf moralische Vorstellungen die persönliche Verantwortung sicherstellen.

Der französische Physiologe Claude Bernard kann mit seinem Werk: Einführung in das Studium der experimentellen Medizin von 1870 als Vater der modernen Forschung angesehen werden. Sein Motto war: die Medizin ist zu sehr Kunst – sie muss Wissenschaft werden.

Von der Motivation des Forschers ausgehend kann oft Dualität angenommen werden. Wären dabei Neugierde und Altruismus, Professionalität, Patriotismus und Bürgerpflicht positiv besetzt, so würde Karrieresucht und Profitgier nicht so sehr zu den hippokratischen Idealen passen. Tatsächlich wird wohl das Bild, das R. L. Stevenson 1886 in seinem Roman *„The strange case of Dr.Jekyll and Mr.Hyde“* der Wahrheit am nächsten kommen, in welchem er darauf hinweist, dass im selben Menschen sowohl Gutes als auch Böses wohnen.

Tatsächlich wird heute im Zeitalter des offenen Marktes die Innovation vom Profitstreben vorangetrieben (Cherry 2005).Kostengünstigere Verfahren wie raschere Beendigung der künstlichen Beatmung nach großen Operationen (managed care) liefern gleichzeitig neue Daten wie aus einem Forschungsvorhaben (geringere nosokomiale Atemwegsinfektion). So können in Anbetracht der Überforderung des Staatshaushaltes auch wieder mehr finanzielle Mittel für die Forschung bereitgestellt werden.

Damit erscheint das Gewinnstreben zu einem bedeutenden Motivationsfaktor auch zum Erkenntnisgewinn zu werden, aber dabei können auch fundamentale Interessen von Mensch und Gesellschaft bei der Gesundheitspflege verletzt werden.

Der berühmte österreichische Philosoph Sir Karl Popper hat 1978 eine kritische Haltung als neues ethisches Erfordernis bei der Suche nach therapeutischer Innovation eingemahnt.

These standards of objective truth and criticism may teach the individual to try again and to think again; to challenge his own conclusions and to use his imagination in trying to find whether and where his own conclusions are at fault. They may teach him to apply the method of trial and error in every field, and especially in science; and thus they may teach him, how to learn from his mistakes, and how to search for them. (zitiert aus McIntyre & Popper 1983)

Popper betont, dass die wichtige und traditionelle Patient-Arztbeziehung durch eine solche kritische Vorgangsweise nicht beeinträchtigt wird.

2. Ethische Prinzipien der Forschung

Unter Verwendung der ethischen Prinzipien mittlerer Reichweite, wie sie Beauchamp und Childress (1994) vorgeschlagen haben, können wir die Verpflichtung des forschenden Arztes präzisieren. Jeder an der Humanforschung teilnehmende Proband muss selbstverständlich die freie Wahl haben, an einer Studie teilzunehmen oder nicht. Wir sprechen von der **Autonomie**, welche die Selbstbestimmung darüber garantieren soll, ob ein Mensch zum Nutzen zukünftiger Patienten bereit ist, das Risiko von

Nebenwirkungen eines noch nicht erforschten Medikamentes oder therapeutischen Verfahrens zu tragen.

Gleichwohl sollte die Chance eines Nutzens für den Versuchsteilnehmer selbst vorhanden sein, vor allem dann, wenn er selber nicht um seine Zustimmung zur Teilnahme gefragt werden kann. Dies etwa deswegen, weil er beim Einschluss in eine Studie betreffend die Wiederbelebungstechnik bewusstlos ist. Das **Wohltuensprinzip**, das allgemein für jede Therapie gilt, muss auch beim Experiment beachtet werden. Spiegelbildlich dazu ist das **Nicht-Schadensprinzip** zu nennen, dem Vorrang vor dem Wohltuensprinzip eingeräumt wird, kein Experiment darf die physische oder psychische Integrität gefährden. Die **Gerechtigkeit** kommt vor allem bei der Verteilung von Ressourcen in den Blickwinkel. Zusätzlich wird der generelle ethische Grundsatz der **Wahrhaftigkeit** angeführt, die Aufklärung über das Vorhaben muss vollständig, verständlich und umfassend der zukünftigen Versuchsperson gegenüber stattfinden.

3. Ethisch relevante Codices zur klinischen Forschung

Auf internationaler Ebene findet sich hier als erster der *Nürnberger Kodex* von 1947.

Unter dem Eindruck der schweren Verletzung der Menschenrechte von an sich schützenspflichtigen Gruppen wie Gefangenen oder Häftlingen im dritten Reich wurden hier Grundregeln für den Schutz von Versuchspersonen bei der medizinischen Forschung entworfen.

Weltweit hat dann die Weltgesundheitsorganisation erstmals 1964 die *Deklaration von Helsinki* verabschiedet, welche detaillierte Richtlinien für das Humanexperiment formulierte.

Auf Ebene der Staaten Europas wurde 1996 die so genannte *Biomed-Konvention* verfasst, welche neben anderen medizinethischen und rechtlichen Fragen zur Stellung von Versuchspersonen, vor allem von nicht zustimmungsfähigen, Empfehlungen abgibt.

Good Clinical Practice ist ein Verfahrensvorschlag der *International Conference on Harmonisation* (1965–2001) in Abstimmung mit den USA und Japan, welcher detailliert Regeln für die medizinische Forschung und Produktentwicklung liefert.

Auf nationaler Ebene finden sich im Österreichischen *Arzneimittel- und Medizinproduktegesetz* von 1996 strenge Standards, welche den Schutz von Versuchspersonen bei einer so genannten klinischen Studie zur Neueinführung eines Medikamentes oder sonstigen Medizinproduktes gewährleisten sollen. Institutionell wenden sich alle diese Texte freilich an die Ethikkommissionen, welche solcherart eine Drehscheibe für die Umsetzung darstellen (Druml 1999).

Die Helsinki-Deklaration

Sie gilt heute noch als internationaler Goldstandard bei der ethischen Bewertung der Forschung. Seit ihrer Entstehung beim Weltärztebund 1964 mehrmals revidiert und überarbeitet (Tokio 1975, Venedig 1983, Hongkong 1989, Somerset West 1996, Edinburgh 2000, Washington 2002, Tokio 2004, Seoul 2008) soll sie neuen Entwicklungen beim Schutz von Probanden, Versuchstieren und der Umwelt Rechnung tragen. Bei den Grundsätzen der Forschung am Menschen inklusive der Organtransplantation und der Verwendung dabei erhobener Daten wird betont, dass das Wohlergehen der Probanden dabei Vorrang hat. Wenngleich die Notwendigkeit der Forschung zur Erlangung gesicherter Erkenntnisse eingeräumt wird, muss eine genaue Risikoabschätzung der zu erwartenden Gefährdungen und Nebenwirkungen durchgeführt werden. Auf ethische und gesetzliche Standards bei der Erstellung eines Protokolls wird hingewiesen. Ein solches muss einer Kommission (review committee, Ethikkommission) vorgelegt werden. Besonderes Gewicht kommt der umfassenden Aufklärung zu, welche dann zur Zustimmung zur Teilnahme führt (informed consent).

Sowohl positive als auch negative Ergebnisse müssen veröffentlicht werden, um das Risiko dem die Versuchsteilnehmer unterworfen waren zu rechtfertigen – nämlich dann, wenn für zukünftige Patienten geeignete Therapien gefunden werden oder Verfahren ausscheiden. Ist das Forschungsprojekt auf ein solches Therapiekonzept gerichtet, so muss das zu untersuchende Verfahren mit dem besten Bestehenden verglichen werden, es darf also keine Therapie, wenn es eine gibt, vorenthalten werden. Nach Studienabschluss muss die Weiterversorgung mit dem verwendeten Medikament sichergestellt werden. Erklärt sich ein Patient zur Teilnahme an einem Versuch nicht einverstanden, so darf dies nie eine negative Auswirkung auf seine Behandlung haben. Fehlt jedoch eine effektive Therapie, so darf auch unter den entsprechenden Kautelen ein unerprobtes Verfahren eingesetzt werden.

In der Revision in Brasilien 2013 wurden vor allem der „standard of care“, die Disseminierung von Forschungsergebnissen sowie etwa damit verbundene Schädigungen betont. Die geforderte zentrale Registrierung aller Projekte wird an der EK der MedUni Wien schon seit 2009 durchgeführt.

Übereinkommen über Menschenrechte und Biomedizin (Biomedizin-Konvention) des Europarates

Dieses Dokument, das 1996 durch den Ministerrat der Europäischen Gemeinschaft ratifiziert worden war, ist bis dato von Österreich noch nicht unterzeichnet, wohl aber von etwa 40 europäischen Staaten einschließlich der Schweiz. Die darin enthaltenen Empfehlungen sollen schlussendlich in die nationale Gesetzgebung der Mitgliedsstaaten einfließen. Inhaltlich befasst sich die Bioethikkonvention mit dem Schutz der Menschenwürde und der Privatsphäre, der Problematik der Einverständniserklärung sowie der Erforschung des menschlichen Genoms. Seitens der Organtransplantation werden Richtlinien für die Organentnahme sowie der Vermeidung des Handels mit solchen formuliert.

Im Kapitel V wird ein ethisch besonders brisantes Thema, nämlich der Einschluss von Patienten in Studien, welche nicht in der Lage sind, ihr Einverständnis dazu zu geben. Dies können Kinder sein, auf Grund einer Geisteskrankheit Entmündigte, Bewusstlose oder im Tiefschlaf gehaltene Patienten. Die Konvention verlangt, dass es bei der Untersuchung einer solchen Fragestellung keine Alternativen zu diesem Patientengut geben darf, also etwa Ansprechbare mit einem vergleichbaren Krankheitsbild. Bei der Nutzenabwägung für die Versuchsperson muss, zum Unterschied vom Einwilligungsfähigen immer ein Vorteil mit der Teilnahme an der Studie verbunden sein. Eine weitere Voraussetzung ist natürlich die Zustimmung der Ethikkommission, welcher bei solchen Projekten eine besondere Verantwortung zukommt. Außerdem darf die betroffene Person nicht ablehnen oder vor dem Eintreten des Unfähigkeitszustandes ihre Weigerung bekundet haben.

Good Clinical Practice (GCP) for Trials on Medicinal Products in the European Community

Diese international gut abgestimmten Texte der *European Agency for the Evaluation of Medicinal Products* (EMEA), des *Committes for Proprietary Medicinal Products* (CPMP) und der *Notes for Guidance and Directives* stellen detaillierte Vorgaben zur einheitlichen Durchführung von Forschungsprojekten zur Verfügung. Im Einzelnen umfassen die Inhalte der *International Conference on Harmonisation* (ICH) die Durchführung des Datenmanagements inklusive Biostatistik, Auditing und Quality Control sowie die Zuständigkeit des Sponsors bei der Einleitung der Prüfung, des Monitors als Angestellter des Sponsors und des Prüfers in seiner Schlüsselstellung für die Abwicklung. Ethisch sind diese scheinbar „technischen" Abläufe relevant, weil nur bei peinlich korrekter Durchführung optimale Ergebnisse resultieren, welche das Risiko dem die Versuchspersonen unterworfen wurden, aufwiegen.

Bezüglich der schon im vorigen Abschnitt angesprochenen nicht zustimmungsfähigen Patienten hat eine EU Direktive (2001/20/EC) bei der Forschergemeinschaft der Akutmedizin beträchtliche Verunsicherung ausgelöst (Liddel 2006). Für den Augenblick wurden nur die Lösungsmöglichkeiten bei der Forschung an kritisch Kranken in den einzelnen Mitgliedsländern analysiert; jedoch geltend gemacht, dass qualifizierte klinische Studien gerade bei einem solchen Patientengut möglich sein müssen.

Forschungsrelevantes in der Österreichischen Gesetzgebung

Zum Unterschied von oben angeführten Empfehlungen und Richtlinien regeln gesetzliche Vorschriften den Ablauf der Forschung nicht nur präzise sondern auch unter Androhung von Strafe. *Arzneimittelgesetz und Medizinproduktegesetz* befassen sich im Wesentlichen mit der Einführung von neuen Medikamenten bzw. Produkten, welche am Körper verwendet (Beatmungsmaschine) oder in diesen eingebracht werden (Herzschrittmacher). Diese Gesetzestexte regeln die Neueinführung von der Grundlagenforschung zum Ethikkommissionsvotum bis zur Meldung von unerwünschten Nebenwirkungen (adverse events). Schwerpunkte zum Schutz des Probanden sind die korrekte Aufklärung zur Einwilligung und der Abschluss einer Haftpflichtversicherung, welche im Rahmen der Studie erlittenen Schaden auf jeden Fall abgilt.

Im *Krankenanstaltengesetz* wird die Zusammensetzung der Ethikkommission festgelegt, während sich das Ärztegesetz mit Qualifikation der an einem klinischen Versuch Beteiligten beschäftigt. Das *Universitätsgesetz* beinhaltet auch die Kontrolle der Forschung an den medizinischen Fakultäten. Die Inhalte der einzelnen Gesetzeswerke zur Forschung sind ähnlich jedoch nicht ident, sodass z.B. die Zusammensetzung der Ethikkommission an einem kommunalen Krankenhaus anders ist, als an einer Universitätsklinik. Nachdem alle Forschenden auch nur Menschen sind, gilt für ihre Tätigkeit selbstverständlich das Strafrecht z.B. für grobe Fahrlässigkeit, oder das Zivilrecht im Falle eines Schadenshaftungsdeliktes.

4. Die Ethikkommission

Das Arzneimittelgesetz § 2a (5) definiert diese als ein unabhängiges Gremium, das sich aus medizinischen Experten, anderen Experten und Laien zusammensetzt und deren Aufgabe es ist, zu beurteilen, ob die Rechte und die Integrität der an einer bestimmten Prüfung teilnehmenden Versuchspersonen ausreichend geschützt werden. Die Zusammensetzung wird angegeben mit einem zur Berufsausübung berechtigten Arzt (Allgemeinmediziner oder Facharzt), einem Facharzt auf dem Gebiet der Thematik der Studie, einer Krankenpflegefachkraft, einem Juristen, einem Pharmazeuten, einem Patientenvertreter (Patientenanwaltschaft) und einem Seelsorger.

5. Proband-Patient

Menschen, die an einem klinischen Versuch teilnehmen, können entweder gesunde Versuchspersonen (Probanden) oder Patienten sein. An Gesunden lassen sich physiologische Aus und Nebenwirkungen einer Behandlung feststellen, während bei Patienten der Effekt auf eine bestimmte Krankheit oder Verletzung erforscht wird. Ein Proband, wegen seiner Freiwilligkeit oft auch als volunteer bezeichnet, kann im Rahmen einer Studie davon keinen Vorteil erwarten, er hat nur das Risiko etwaiger Nebenwirkungen zu tragen. Dafür wird er oft als „young healthy volunteer" als besonders geeignet angesehen, das Experiment unbeschadet zu überstehen. Ein „Patient als Proband" hingegen hat bei Einsatz eines neuen Verfahrens für seine Heilung eine einmalige Chance, da ja von dem zu erprobenden Mittel erwartet wird, dass es besser sei als die bisherigen. Da die Standarduntersuchungsmethode ihm einen Vergleich dessen mit einem Placebo, also nach dem Zufallsprinzip zugeordnetem nicht wirksamen Präparat anbietet, hat dieser also wenigstens eine 50%ige Therapiechance. Die moralische Berechtigung einer solchen Vorgangsweise beim Kranken wird vom sogenannten „Equipoise"-Konzept hergeleitet. Dieses geht davon aus, dass in der „medical community" Unsicherheit über die Gleichwertigkeit der beiden verwendeten Behandlungsarme besteht. Neuerdings wird aber für die Erprobung neuer Medikamente für lebensbedrohliche Erkrankungen mit wenigen Therapiemöglichkeiten eine darüber hinausgehende Randomisierungsmöglichkeit eingefordert. (Miller & Joffe 2010) Ethisch ist also die Risikoabwägung für den Freiwilligen kritischer zu sehen als für den Patienten. Ersterer mag von der Abgeltung der Unannehmlichkeiten, letzterer von einer neuen Möglichkeit seine Krankheit zu bessern angelockt werden, die Grundlage für die Entscheidung muss in jedem Falle die umfassende Aufklärung über Risiken und Konsequenzen der Teilnahme an dem Versuch sein.

Andererseits übernimmt auch der Proband Verantwortung für den Ausgang des Experimentes dadurch dass er die Regeln beachtet (Dressler 2013). Tut er dies nicht, so handelt er subversiv d.h. er gefährdet den qualifizierten Ausgang.

Diese Überlegungen gewinnen angesichts der bekannt gewordenen Probleme schwerer Erkrankungen von Probanden nach Gabe eines monoklonalen Antikörpers zur Stimulation von T-Lymphozyten und nach Ei-Spende bei der Stammzellforschung besondere Bedeutung. (Steinbrook 2006)

Zum Schutz müsste bei humaner Erstverabreichung eine umfassende Dokumentation aller Vorexperimente zugänglich sein, auch wenn diese Firmeninteressen verletzen könnte und überdies ist eine verursacherunabhängige Schadensversicherung, wie sie in

Österreich seit Jahren selbstverständlich ist, überall vorgesehen und muss von der Ethikkommission überprüft werden.

6. Missbrauch der Forschung

Nichtbeachtung von über viele Jahre zusammengestellten Forschungscodices erschüttert das Vertrauen der Gesellschaft in den ärztlichen Berufsstand und können nicht entschieden genug abgelehnt werden. In der jüngeren Geschichte finden sich nicht nur in der Zeit des Nationalsozialismus Beispiele eklatanter Verletzungen der Menschenwürde bei medizinischen Experimenten, sondern auch Mitte des vorigen Jahrhunderts in den USA. Im Rahmen des berüchtigten Tuskagee-Skandals wurden farbige Amerikaner dazu benützt, um in krimineller Weise die Therapie der Syphilis zu studieren.

Der Anästhesist H. Beecher veröffentlichte 1966 im New England Journal of Medicine unter dem Titel „Ethics and Clinical Research" einen flammenden Artikel, in welchem er etliche Beispiele von Malversationen bei Studien im Krankenhaus anführte (Beecher 1966). Eine sollte zeigen, dass es durch adäquate Therapie von respiratorischen Infektionen möglich ist, durch Streptokokken bedingtes rheumatisches Fieber hintanzuhalten. In einer Vergleichsstudie von zwei zufallszugeordneten Gruppen mit „strep throat" wurde nur jedem zweiten Soldaten Penicillin verabreicht, keiner wurde darüber informiert, dass er an einer Studie teilnahm. Das Ergebnis war auch nicht verwunderlich: Bei den Behandelten traten keinerlei Komplikationen auf, in der Kontrollgruppe hingegen wurden 2 Fälle von rheumatischem Fieber und eine akute Glomerulonephritis festgestellt. Was war hier schiefgelaufen? Bei Soldaten wird ein besonderes Abhängigkeitsverhältnis vermutet, sodass sie wie auch Strafgefangene oder auch die vom Aussterben bedrohten Tuskagee-Gruppen darstellen, welche eines besonderen Schutzes bedürfen – auch bei der Heranziehung zur medizinischen Forschung. Weiters ist hier ein Aufklärungsmangel festzustellen, wenngleich sich das Konzept des „informed consents" erst im letzten Quartal des vorigen Jahrhunderts breit etabliert hat. Am schwerwiegendsten jedoch ist der Behandlungsvorenthalt in der Kontrollgruppe zu werten, geht man davon aus, dass zu vermuten war, dass bei Nicht-Therapie bakteriell bedingter Angina vermehrt Folgeerkrankungen auftreten würden.

Eine weitere zweifelhafte Studie beschäftigte sich mit dem Frank-Starling-Gesetz, wobei in Tierversuchen schon vor langer Zeit gezeigt werden konnte, dass das Schlagvolumen des Herzens von der Blutmenge abhängig ist, mit welcher es gefüllt wird. Um klinische Daten beim Menschen zu gewinnen, wurden bei Herzoperationen Messungen durchgeführt. Wohlgemerkt handelte es sich hier nicht um Versuche mit direkter therapeutischer Perspektive, sondern wie man sagt, um Erweiterung der Kenntnis der Pathophysiologie, also Grundlagenforschung. Das Patientengut war als gefährdet zu bezeichnen, da bei Vorhofflimmern und einer schweren Mitralstenose eine operative Sprengung der Herzklappe notwendig war. Zur Bestimmung der segmentalen Verlängerung des Herzmuskels wurden den Patienten quecksilbergefüllte Widerstandsmesser auf die Oberfläche der linken Herzkammer genäht. Der Druck wurde über einen Katheter, der die Herzscheidewand durchstieß im linken Ventrikel gemessen, zusätzlich dieser direkt punktiert ebenso wie Arterie der Hand, um Vergleiche mit diesen Messmethoden anstellen zu können. Man kann davon ausgehen, dass diese schwer kranken Patienten durch die Manipulationen an Herz und Gefäßen einem Risiko ausgesetzt waren, wobei auch die Verlängerung der Operationsdauer sicher nicht unerheblich beigetragen hat. Es handelt sich hier um eine, das Studienergebnis nicht aufwiegende Belastung der Versuchspersonen, von dem diese nicht nur keinerlei persönlichen Gewinn hatten, sondern zu der sie nicht einmal ihre Zustimmung gaben, geht man davon aus, dass sie so altruistisch eingestellt gewesen wären.

Inkorrekte medizinische Versuche in Afrika und Europa

Auch in neuerer Zeit kam es nicht nur in den USA sondern auch in „ausgelagerten Forschungsstätten“ und in Europa zu Malversationen.

Von dem amerikanischen Pharmariesen Pfizer wurde 1996 in Nigeria anlässlich einer Meningokokkenepedemie an Kindern ein neu entwickeltes Antibiotikum Trovan mit einem bereits für diese Indikation registrierten Cephalosporin Rocephin in einer Studie verglichen (Loewenberg 2008). Im Rahmen dieser Studie die etwa 200 Patienten einschloss, kam es zu beträchtlichen Nebenwirkungen, einige Kinder erlitten Gelenksdeformationen, andere erblindeten oder starben.

Die Vorwürfe reichten von fehlender Bewilligung der örtlichen Ethikkommission (ausländische Instanzen hatten das Protokoll begutachtet) bis zum Behandlungsvorenthalt (in der Kontrollgruppe wurde zu niedrig dosiert um die Wirkungsgruppe zu bevorzugen) und zum Verschweigen der Teilnahme an einer Studie (die Eltern der Kinder beider Behandlungsgruppen glaubten an eine konventionelle Therapie).

Im Endeffekt führte diese ethisch sicher inkorrekt durchgeführte Studie dazu, dass der Staat Nigeria die US-Firma Pfizer klagte und vom amerikanischen Höchstgericht Recht bekam. Obwohl dadurch afrikanische Kinder, welche angesichts einer tödlichen Epidemie und geringem Behandlungsniveau in ihrer Region durch das Experiment moderne Medikamente bekamen, blieb der Geruch von Kolonialismus und Ausbeutung durch Auslagerung von Forschungsrisiken eines kapitalistischen Großkonzerns.

Einen Missbrauch der Forschung im weiteren Sinne stellt auch die allzu starke Bindung der Forschungsziele an „profitable" Therapiebereiche dar. Aus solchen Gründen werden etwa Epidemien in Entwicklungsländern, die große Bevölkerungsgruppen betreffen, seltener in finanzierte Studienprojekte münden als etwa neue Antihypertensiva unter vielen schon Vorhandenen, mit welchen in den Industrieländern mehr Geld zu verdienen ist. Thomas Pogge von der Yale University hat dieses Problem angesprochen (Pogge 2008).

Aber auch der deutschsprachige Raum Europas, sogar eine Universitätsklinik blieb von einem von den Medien extensiv referierten „Forschungsskandal" nicht verschont.

2007 wurde an der Ethikkommission der Medizinischen Universität Innsbruck eine Studie zur Bekämpfung der Harninkontinenz eingereicht (Abbott 2008). Das wissenschaftliche Ziel war es, bei Patienten mit Stressinkontinenz aus deren Oberarm gewonnene Myo- und Fibroblasten speziell zu bearbeiten und sie dann in den Schließmuskel zu injizieren, dies in einem Wirkungsvergleich mit vernetztem Rinderkollagen.

Die vorgebrachten Vorwürfe klingen bekannt. Es habe keine Aufklärung darüber gegeben, dass es sich um ein Experiment und keine etablierte Therapie gehandelt habe, die Patienten seien gegen Nebenwirkungen nicht versichert gewesen und Ergebnisse seien manipuliert worden. Dieser in einem Spitzenjournal publizierten Studie hätte im Grunde die Bewilligung durch die Ethikkommission gefehlt, bei einer Studieninspektion seien sogar verfälschte Unterlagen vorgelegt worden. Schlussendlich bekam der Studienautor Operationsverbot (Patienten hatten über Schäden geklagt), der Klinikchef als Mitautor und Unterzeichner distanzierte sich später und der Rektor, der eine scharfe Untersuchung veranlasst hatte (die MedUni. Innsbruck gründete nach Wiener Vorbild – wie im nächsten Abschnitt ersichtlich – ein Gremium zur Bekämpfung von wissenschaftlichem Betrug) verlor daraufhin seinen Posten.

7. Vorbeugung von Wissenschaftlichem Fehlverhalten

Wacht im Vorfeld eines Projektes die Ethikkommission so sie damit befasst wird über die Korrektheit des Untersuchungsplanes, so können doch Abweichungen bei der Durchführung zum Vernachlässigen der eingegangenen Verpflichtungen führen.

Eine weitere Möglichkeit für den Arzt, sich unethisch zu verhalten, stellen Manipulationen mit erhobenen Daten sowie Unredlichkeit bei der Publikation von Studienergebnissen dar. Da der finanzielle Anreiz für den Forscher groß und der Karrieredruck auf die Universitätsmitarbeiter beträchtlich geworden sind, mehren sich die Fälle von wissenschaftlichem Betrug (fraud).

Um diese Entwicklung hintanzuhalten hat die Medizinische Fakultät der Universität Wien Richtlinien zur Ethik in Wissenschaft und Forschung formuliert (*Good scientific practice GSP 12.10.2001)* und amendiert (siehe relevante Webseiten: Ethik in Wissenschaft und Forschung). Sie umfassen ähnlich wie GCP Vorgangsweisen für die Durchführung eines wissenschaftlichen Projektes, Allgemeines für die Befassung der Ethikkommission, Richtlinien für die Einschaltung der Tierversuchskommission sowie der Gentechnikkommission und last not least Evaluierungsmaßnahmen im Falle wissenschaftlichen Fehlverhaltens.

8. Ausblick

Der Fortschritt in der Medizin ist in den letzten Jahrzehnten geradezu explodiert, dies bedeutet vermehrte Forschungstätigkeit aber auch riskantere Experimente, da bei den immer wirkungsvolleren Therapien auch das Risiko bei der Erprobung steigt. In der Gesellschaft kann diese Entwicklung nur Akzeptanz finden, wenn der sorgfältige Umgang mit erhobenen Daten und den damit verbundenen Gefahren jederzeit transparent gemacht werden kann. Die Frage ist, ob die gut kontrollierte Forschung im Lichte der Medien Inkorrektheit hintanhalten kann, oder ob der professionelle Prestige-druck und eine ausschließlich gewinnorientierte Pharmaindustrie „foul play" ermöglichen.

Forschung wird helfen, die wirksamen von den nur dem Erzeuger helfenden Medikamenten zu trennen und so die Allokation öffentlicher Mittel gezielter zu gestalten. Dies wird sehr notwendig sein, weil die mit Hilfe der wirkungsvolleren Medizin immer älter werdenden Menschen den Staat mehr zur Kassa bitten werden. Die Genforschung wird darüber hinaus die Arzneimittelforschung reformieren, da sie das Ansprechen des Individuums auf eine neue Substanz präzise voraussagen hilft.

Die schöne neue Welt hat also auch ihre Licht- und Schattenseiten, eindeutig besser sollte jedoch der Schutz des altruistisch eingestellten Mitgliedes unserer Gemeinschaft werden, das bereit ist für das zukünftige Wohl anderer Risiken auf sich zu nehmen.

Literatur

Cherry MJ.: The Market and Medical Innovation: Human Passions and Medical Advancement, Journ.of Med. and Phil. 30:555–569, 2005.

McIntire N., Popper K.: The critical attitude in medicine: the need for a new ethics. BMJ 287:1919–1923, 1983.

Beauchamp T., Childress J.: Principles of Biomedical Ethics, Oxford University Press, 1994.

Druml C., Svolba G., Singer E., Bonkovsky F., Bauer P.: Twenty years of the ethics committee at the medical faculty of the University of Vienna, Wien Klin Wochenschr 111:24:1019–1026, 1999.

Liddell K., Kompanje EJO., Lemaire F. et al.: Recommendations in relation to the EU Clinical Trials Directive and Medical Research Involving Incapacitated Adults. Wien Klin Wochenschr 118/5–6: 183–191, 2006.

Miller FG., Joffe S.: Equipoise and the Dilemma of Randomized Clinical Trials, New Engl.Journ.Med 364:476–480, 2010

Dressler R., Subversive Subjects. The Journal of Law, Medicine & Ethics 41:4:829-40, 2013

Steinbrook R.: Compensation for Injured Research Subjects, N.Engl.J.Med. 354:18, 2006.

Beecher H.: Ethics and clinical research, New Engl Journ Med 274:1354-1360, 1966. Loewenberg S., Drug company trials come under increased scrutiny. The Lancet, volume 371 Jan 19. 2008 (9608) 191–92.

Pogge T.: Testing our drugs on the poor abroad in Hawkins JS. Emanuel EJ. Exploitation and developing countries. The ethics of clinical research. Princeton University Press, 105–141, 2008.

Abbott A., Scandalous Behaviour. Nature Vol 454 Iss 7207 2008, 917–923.

Good Scientific Practice: Ethik in Wissenschaft und Forschung, Richtlinien der Medizinischen Universität Wien, 2001.

Weiterführende Literatur

Druml C.: Ethikkommission-Richtlinien „science integrity“ und Reformbedarf, Ethik und Recht in der Medizin 2011, Bd.5. Springer Verlag (Hrsg. Körtner, Kopetzki, Druml).

Pöltner G.: Grundkurs Medizin-Ethik Facultas UTB Wien, 2002.

Schaupp W.: Der Ethische Gehalt der Helsinki Deklaration, Europäischer Verlag der Wissenschaften, Frankfurt/Main, 1993.

Spitzy K., Hitzenberger G., Laue I.: Der Versuch am Menschen, W. Maudrich, Wien, 1984.

Encyclopedia of Bioethics 3rd edition (S.G.Post ed.) vol 4, 2004,MacMillan Defence,USA,Thomson Gale: Research Ethics (Levine RJ) 2311-2316

Relevante Web-Seiten

nationale

Ethikkommission der MedUni Wien

www.ethikkommission.meduniwien.ac.at acc. 20.7.2016

Forum österreichischer Ethikkommissionen

www.ethikkommissionen.at acc. 20.7.2016

Leit-Ethik-Kommission der Stadt Wien

www.wien.gv.at/gesundheit/strukturen/ethikkommission acc. 20.7.2016

Bioethikkommission beim Bundeskanzleramt

www.bundeskanzleramt.at/site/3455/Default.aspx acc. 20.7.2016

Bundesgesundheitsagentur

www.ages.at acc. 20.7.2016

Bundesministerium für Gesundheit und Frauen

www.bmgf.gv.at acc. 20.7.2016

Bundesministerium für Wissenschaft, Forschung und Wirtschaft

www.bmwfw.gv.at acc. 20.7.2016

Ethik in Wissenschaft und Forschung (Richtlinien der Medizinischen Universität Wien)

www.meduniwien.ac.at/web/rechtliches/good-scientific-practice/ acc. 17.7.2017

internationale

European Agency for the Evaluation of Medicinal Products EMEA

www.ema.europa.eu acc. 20.7.2016

Europarat (Biomed-Konvention)

www.coe.int acc. 20.7.2016

Weltgesundheitsorganisation WHO

www.who.int acc. 20.7.2016

Weltärztebund (Helsinki-Deklaration)

www.wma.net acc. 20.7.2016

Cochrane Organisation (Evidence based Medicine)

www.cochrane.org acc. 20.7.2016

US Department for Human Research Protections

www.hhs.gov/ohrp/ acc. 20.7.2016

Medizinische Informationssuche

Von Ernst Buchberger und Harald Trost

Lernziele:

- Verstehen was eine Datenbank ist und was strukturierte Daten sind;
- Unterscheidung von in der Medizin wichtigen Arten von Datenbanken;
- Erlernen wie man die Qualität einer Publikation einschätzen kann;
- Erlernen wie man effizient in strukturierten Daten sucht;
- Kennenlernen der wichtigsten medizinischen Datenbanken, insbesondere von PubMed/MEDLINE.

Wie in der Wissenschaft insgesamt wächst auch in der Medizin das Wissen immer rasanter. Medizinische Datenbanken bieten dem Arzt / der Ärztin die Möglichkeit, in seiner/ihrer wissenschaftlichen, diagnostischen und therapeutischen Arbeit auf den aktuellen Wissensstand zugreifen zu können. Zu jedem medizinischen Bereich gibt es ein vielfältiges Angebot an Datenbanken, die eine nahezu unbegrenzte Fülle an Information enthalten.

In diesem Beitrag soll vermittelt werden, wie dieses Wissen für die tägliche Arbeit optimal genutzt werden kann.

Datenbanken

Eine Datenbank (engl. data base) ist ein System zur Speicherung und Organisation großer Mengen von grundsätzlich gleich aufgebauten Datensätzen (engl. Record). Jeder Datensatz umfasst eine genau definierte Menge von Einzeldaten. Die Datenbank ist in einer Weise strukturiert, die ein effizientes Auffinden aller zu einem relevanten Suchkriterium passenden Datensätze ermöglicht.

Vereinfacht kann man sich eine Datenbank als eine große Tabelle vorstellen. Jeder Datensatz entspricht einer Zeile in dieser Tabelle und besteht aus den gleichen Spalten (oder Feldern, wie diese Einzeldaten in einer Datenbank heißen).

Für jedes Feld wird festgelegt, welche Form der Inhalt haben kann, ob es also beliebigen Text, Einzelwörter, Zahlen, bestimmte Formate wie Telefonnummer oder Datum, etc. enthalten darf.

In einer Personaldatenbank einer Organisation werden beispielsweise zu jedem/r MitarbeiterIn *Name, Adresse, Abteilung, Aufgabe/Beruf, Gehalt* und viele andere Informationen gespeichert. Für jedes Feld wird die genaue Form festgelegt, *Name* etwa als Nachname gefolgt vom Vornamen, *Gehalt* als Betrag in Euro, etc.

Name	**Adresse**	**Abteilung**	**Aufgabe/Beruf**	**Gehalt**	**...**
Bauer Franz	2533 Hauptstrasse 27	Produktion	Müller	1.892	...
Maier Andreas	2531 Hauptstrasse 11	Verkauf	Verkäufer	1.955	...
Müller Renate	2500 Schlossgasse 4	Personal	Sachbearbeiter	2.032	...
...	...	...	...	...	...

Anfragen an die Datenbank stützen sich auf diese genau festgelegte Struktur der Datenbank. Man kann etwa alle MitarbeiterInnen mit dem Nachnamen *Müller* suchen. Ein Vorteil der Datenbank besteht dabei darin, dass bei dieser Suche MitarbeiterInnen mit dem Beruf *Müller* nicht inkludiert werden, da es sich ja um unterschiedliche Felder handelt. Natürlich kann auch gleichzeitig nach mehreren Kriterien gesucht werden, z.B. nach allen MitarbeiterInnen, die in der Abteilung *Verkauf* arbeiten und *Maier* heißen.

Inhalte von Feldern können nach vorgegebenen Kriterien geordnet werden, z.B. Zahlen nach ihrem Wert. Damit sind auch Anfragen möglich, die einfache Berechnungen über den Daten erfordern, z.B. kann man alle MitarbeiterInnen mit einem Gehalt von mehr als €2.000,- oder den/die MitarbeiterIn der Abteilung Verkauf mit dem höchsten Gehalt suchen.

Eine Datenbank enthält typischerweise eine große Anzahl (oft Millionen) gleich strukturierter Informationen zu einem bestimmten Thema. Gleichzeitig stehen effiziente Suchmethoden zur Verfügung, mit denen in der Datenbank rasch und präzise nach spezifischen Daten gesucht werden kann.

Im Folgenden wollen wir die wichtigsten Arten und Themen von Datenbanken vorstellen, die für MedizinerInnen relevant sind.

Datenbanken in der Medizin

Der wichtigste Datenbanktyp für die Medizin sind *bibliographische Datenbanken*, also Datenbanken, die riesige Mengen an wissenschaftlichen Publikationen katalogisieren und damit schnell und gezielt auffindbar machen. Bibliographische Datenbanken sind spezialisiert nach der Art von Publikationen, die sie katalogisieren, also etwa Bücher, Arbeiten aus Journalen, Konferenzbeiträge, etc. und nach dem Fachgebiet. Neben den rein bibliographischen Angaben wie AutorIn(nen), Titel, Erscheinungsjahr, etc. ist fast immer auch eine Kurzfassung (Abstract) der entsprechenden Publikation in der Datenbank gespeichert. In manchen Fällen sind auch die Publikationen selbst abrufbar, oft allerdings nur gegen Gebühr oder nur für die AbonnentInnen der entsprechenden Publikationsreihen.

Die für die Medizin wichtigste dieser bibliographischen Datenbanken ist MEDLINE, die über das PubMed-Interface von der *National Library for Medicine* in den USA im Internet kostenlos zugänglich gemacht wird (http://pubmed.gov) und Informationen über wissenschaftliche Publikationen aus tausenden Journalen aus dem Bereich der Medizin und aus verwandten Gebieten bereithält. Wir werden PubMed/MEDLINE aufgrund seiner Bedeutung im Weiteren auch für unsere Beispiele verwenden. MEDLINE enthält (Stand: 2018) über 25 Millionen Einträge aus mehr als 5.200 Journalen.

Eine andere wichtige bibliographische Datenbank ist EMBASE (Excerpta Medica DataBASE). Sie enthält Artikel aus rund 8.500 Journalen, darunter sind auch zahlreiche nicht von MEDLINE abgedeckte Journale. Allerdings ist die Benutzung von EMBASE kostenpflichtig.

Neben solchen bibliographischen Datenbanken sind selbstverständlich auch *Faktendatenbanken* für MedizinerInnen wichtig. In ihnen ist die gesamte Information zu einem bestimmten Thema abgespeichert. Beispiele dafür sind chemische und toxikologische Datenbanken, molekularbiologische Datenbanken und Richtliniendatenbanken.

Datenbanken enthalten nicht notwendigerweise nur textuelle Information. Auch *Multimediadatenbanken* sind dem/der MedizinerIn zugänglich, oft zu Lehrzwecken. Das darin enthaltene Material kann Bilder, Video- und Audiodaten, aber etwa auch physiologische Signale umfassen. Allerdings ist, zumindest derzeit noch, der Zugriff auf Multimediamaterial nach inhaltlichen Kriterien nicht so einfach möglich wie bei Text.

Suchen in Datenbanken

Um aus einer (textuellen) Datenbank Information zu erhalten, muss man einen Suchausdruck (engl. Query) formulieren. Alle Datensätze, auf die der Suchausdruck zutrifft, werden als Antwort geliefert. Für den maschinellen Zugriff auf Datenbanken gibt es spezielle formale Abfragesprachen wie SQL (Structured Query Language). Für die große Mehrheit der BenutzerInnen, die nicht über die nötigen Programmierkenntnisse verfügen, sind alternative Zugriffsmöglichkeiten erforderlich. Zu diesem Zweck verfügen Datenbanken üblicherweise über eigene interaktive Benutzerschnittstellen, die oft ähnlich wie Web-Suchmaschinen à la Google aufgebaut sind. Die Ähnlichkeit ist aber nur oberflächlich. Die Struktur der darunterliegenden Datenbank erlaubt es, wesentlich präziser nach bestimmten Inhalten zu suchen als dies mit einer Web-Suchmaschine möglich wäre. Die BenutzerInnen sind also selbst dafür verantwortlich, dass sie eine passende Anzahl an Ergebnissen geliefert bekommen. Ob eine Reihung der Ergebnisse vorgenommen wird, bzw. wie diese vorgenommen wird, hängt von der jeweiligen Benutzerschnittstelle ab. Pubmed sortiert standardmäßig nach Aktualität („Most Recent"), es ist aber möglich, auf „Best Match" umzuschalten. Bei „Best Match" basiert die zurückgelieferte Reihenfolge auf einem Algorithmus, der unter anderem die Häufigkeit der verwendeten Suchbegriffe in den zurückgelieferten Texten berücksichtigt. Es ist jedoch nicht garantiert, dass dies tatsächlich die für den/die BenutzerIn nützlichsten Ergebnisse sind!

Suchstrategien

Bevor man mit der eigentlichen Suche in einer Datenbank beginnt, sollte man sich eine passende Suchstrategie zurechtlegen. Da eine Datenbank oft Millionen von Datensätzen enthält, ist es das generelle Ziel, eine überschaubare Menge möglichst relevanter Datensätze zu finden. Das heißt, man will weder händisch eine große Anzahl wenig relevanter Datensätze aussortieren müssen, noch sollen relevante Datensätze im Suchergebnis fehlen.

Der erste und wichtigste Schritt besteht darin, sich zu überlegen, was genau der Gegenstand der Suche sein soll. Davon ausgehend muss man sich über die für die Suche wesentlichen Begriffe und ihre Formulierung klar werden. Dazu wählt man zu jedem dieser Begriffe einen oder auch mehrere sprachliche Terme aus.

Da die Suchsprache in der überwiegenden Mehrzahl der medizinischen Datenbanken Englisch ist, ergibt sich als zusätzliche Aufgabe die Übersetzung der geeigneten Terme ins Englische. Im Internet verfügbare Lexika können diese Aufgabe erleichtern: So findet man etwa in LEO (http://dict.leo.org) über 800.000 Einträge zu Wörtern der

Allgemeinsprache. Das ROCHE-Lexikon wiederum bietet neben einer Erläuterung medizinischer Fachbegriffe auch ihre Übersetzung ins Englische (von mehreren Websites aus interaktiv zugreifbar, z.B. unter http://www.gesundheit.de/roche).

Die Standardisierungsbemühungen in der Medizin haben dazu geführt, dass bestimmte Terme als Bezeichnung eines Begriffs standardmäßig Verwendung finden, während andere wesentlich seltener in Texten auftreten. Es gibt eigene Datenbanken, die die Suche nach solchen standardisierten Termen unterstützen. Hier sind insbesondere die Medical Subject Headings (MeSH – http://www.nlm.nih.gov/mesh) zu nennen, die für die Beschlagwortung in PubMed, aber auch in vielen anderen Literaturdatenbanken Verwendung finden.

Wenn die wesentlichen Terme klar sind, sollte man auch überlegen, welche Aspekte man beantwortet haben möchte: geht es um reine Fakten, um die Ergebnisse klinischer Untersuchungen, um die Diagnose, um den Vergleich zwischen Therapien, etc. Auch diese relevanten Aspekte müssen Teil des Suchausdrucks sein.

Wie bereits erwähnt muss der Suchausdruck so formuliert werden, dass er eine überschaubare Anzahl an relevanten Datensätzen auswählt. Das ist natürlich für den/die BenutzerIn schwer vorhersehbar. Daher ist eine iterative Vorgangsweise Erfolg versprechend: Der Suchausdruck wird zunächst relativ allgemein formuliert. Solange die Anzahl der erzielten Treffer zu groß ist, wird die Suche durch das Hinzufügen weiterer Terme nach Bedarf weiter eingeengt.

Einfache Suche

Die einfachste Form eines Suchausdrucks ist ein einzelnes Wort, ein einzelner Term. Damit werden alle Datensätze einer Datenbank ausgewählt, die dieses Wort enthalten. Da Datenbanken in der Regel sehr groß sind und Millionen von Einträgen enthalten, ist diese Art des Zugriffs fast immer zu wenig selektiv.

Um die Suche zu fokussieren und die Anzahl der gefundenen Datensätze auf ein sinnvolles Maß zu reduzieren, gibt es verschiedene Möglichkeiten, komplexere Suchausdrücke zu formulieren.

Eine Möglichkeit besteht darin, nach mehreren Wörtern gleichzeitig zu suchen. Als Ergebnis erhalten wir dann jene Datensätze, die alle diese Wörter enthalten. Wenn wir etwa nach durch Erdnüsse hervorgerufenen Allergien suchen wollen, können wir den Suchausdruck *allergy peanut* verwenden. [1]

Phrasensuche

Anders zu behandeln sind Mehrwortausdrücke: Wenn wir uns etwa für Programme zur freiwilligen Impfung interessieren, ist ein plausibler Suchausdruck *voluntary vaccination*. Hier interessieren uns allerdings nur Datensätze, in denen *voluntary* und *vaccination* als Mehrwortausdruck direkt hintereinander auftreten. In MEDLINE können wir dies dadurch ausdrücken, dass wir die gesamte Wortfolge unter Hochkomma setzen. Das heißt, wir suchen nach *„voluntary vaccination"*.

Im Folgenden das Ergebnis der Suche[2] in MEDLINE mit den beiden Varianten:

Suchausdruck	Treffer
„voluntary vaccination"	90
voluntary vaccination	577

Die Phrasensuche liefert klarerweise eine deutlich kleinere Menge an Treffern, da bei der normalen Suche auch alle jene Texte ausgewählt werden, in denen die beiden Wörter unabhängig voneinander vorkommen.

Teilwortsuche

Viele Datenbanken bieten die Option, nicht nur nach ganzen Wörtern, sondern auch nach Teilen von Wörtern suchen zu können. MEDLINE etwa verfügt über den TRUNCATE Operator. Durch einen Stern (*) direkt nach einer Buchstabenfolge kann man angeben, dass man nach allen Wörtern sucht, die mit dieser Buchstabenfolge beginnen.

Wenn man also nach *vaccin** sucht, erhält man Treffer für Wörter wie *vaccine, vaccinate, vaccinates, vaccinated, vaccinia, vaccination*.

---

[1] Fast das gleiche Ergebnis liefert der Suchausdruck peanut allergy, allerdings kommt dabei unter Umständen auch Phrasensuche (s.u.) zur Anwendung.

[2] Die Ergebnisse dieser und aller weiteren Suchen in PubMed/MEDLINE spiegeln den Stand vom Juni 2019 wieder. Eine aktuelle Suche liefert andere (i.A. höhere) Trefferzahlen.

Diese Art der Suche kann sinnvoll sein, sollte aber mit Vorsicht verwendet werden. Die Expansion kann auch zu thematisch völlig falschen Suchbegriffen führen – *myo** expandiert etwa zu *myocardial*, aber auch zu *myopic*. Außerdem wird die Anzahl der verwendeten Suchterme von PubMed begrenzt – bei zu vielen Expansionsmöglichkeiten werden also unter Umständen wesentliche Suchterme nicht verwendet.

Wörter vs. Begriffe

Ein Problem der Suche besteht darin, dass in einer Datenbank nur nach Wörtern bzw. Termen gesucht werden kann, wir aber eigentlich an den dahinter stehenden Begriffen interessiert sind. Die Übersetzung für *Herzinfarkt* im ROCHE Wörterbuch etwa liefert *cardiac infarction*. In LEO finden wir als Übersetzungsvorschläge *heart attack, cardiac infarction, myocardial infarction* (und noch einige andere nicht ganz korrekte Vorschläge). Eine Suche in MEDLINE mit diesen 3 Termen liefert folgendes Ergebnis:

Suchausdruck	Treffer
„heart attack“	4.170
„cardiac infarction“	625
„myocardial infarction“	234.218

Es ist also offensichtlich ganz wesentlich, die richtigen Terme für die Suche zu verwenden. Eine Unterstützung dabei können Ontologien bieten. Eine Ontologie ist eine Hierarchie von Begriffen, d.h. die Begriffe sind von den allgemeinen zu den speziellen hin geordnet. Ein Beispiel für eine solche Begriffshierarchie wäre etwa *Lebewesen – Tier – Hund – Pudel*. Jeder Begriff wird durch einen spezifischen Term repräsentiert. In unserem Beispiel ist dies *myocardial infarction*, was erklärt, warum mit diesem Ausdruck die weitaus meisten Treffer gefunden werden.

diseases
|
cardiovascular diseases
/ \
vascular diseases heart diseases
\ /
myocardial ischemia
|
myocardial infarction
/ | \
myocardial stunning shock, cardiogenic no-reflow phenomenon

Die für die Beschlagwortung medizinischer Publikationen am weitesten verbreitete Ontologie ist MeSH (Medical Subject Headings). In ihr sind zehntausende medizinische Begriffe hierarchisch organisiert. Der in MeSH verwendete Term für Herzinfarkt ist wie gesagt *myocardial infarction*. In der obigen Grafik sind die *myocardial infarction* über- und untergeordneten MeSH-Begriffe dargestellt:

Für die Beschlagwortung der Artikel in MEDLINE (aber auch in anderen medizinischen Datenbanken) werden ausschließlich die in MeSH angeführten Terme verwendet. Wir können den passenden MeSH Term zu dem von uns gesuchten Begriff durch Suche in der MeSH-Datenbank finden, die über dasselbe Portal wie MEDLINE abrufbar ist.

Einschränkung auf Teilbereiche des Datensatzes

Wie eingangs erwähnt, sind die Datensätze einer Datenbank in Felder unterteilt. Oft ist es sinnvoll, anzugeben, dass Information nur in einem bestimmten Feld gesucht werden soll. Etwa, wenn wir nach einem/r bestimmten AutorIn oder Journal suchen oder wenn wir den Zeitraum des Erscheinens des Artikels einschränken wollen.

Nehmen wir als Beispiel wieder MEDLINE. Dort ist der Datensatz in eine Reihe von Feldern unterteilt. Die für die Suche wichtigsten davon sind:

	Kürzel	Format	Beispiel
Title	[ti]	Text	-
Author	[au]	Nachname Initiale(n)	Töchterle KH
Abstract	[ab]	Text	-
Medical Subject Headings	[mh]	MeSH-Term	myocardial infarction
Language	[la]	Language Code	German
Date of Publication	[dp]	Datum	2012 Apr.
Publication Type	[pt]	Liste	Clinical Trial
Journal	[ta]	Journalname	Allergy Asthma Proc

Bei der Suche in MEDLINE können wir durch Kennzeichnen mit dem Kürzel angeben, dass wir den Term nur in dem entsprechenden Feld suchen wollen. Die Suchanfrage *Smith DE [au]* liefert also als Treffer alle Artikel des (Mit-)Autors bzw. der (Mit-)Autorin D.E. Smith, die Suchanfrage *myocardial infarction [ti]* alle Artikel, bei denen dieser Term im Titel vorkommt.

Boole'sche Operatoren

Boole'sche Operatoren ermöglichen es, mehrere einfache Suchabfragen zu einer komplexen zu kombinieren. Üblicherweise stehen die Operatoren AND, OR und NOT zur Verfügung.

Der Operator AND verknüpft zwei Suchausdrücke derart, dass nur Datensätze ausgewählt werden, die beide Suchausdrücke enthalten. Durch AND wird also die Schnittmenge der zwei beteiligten Suchausdrücke selektiert (siehe Abb. weiter unten). Durch den Operator AND wird die Suche also fokussierter, sie liefert weniger Treffer als die Suche nach je einem der Teilsuchausdrücke.

Diesen Operator haben wir schon kennen gelernt, da AND in den meisten Benutzerschnittstellen zu Datenbanken die Standardannahme für die Verbindung zweier Suchausdrücke ist (siehe unser obiges Beispiel *allergy peanut)*.

Suchausdruck	Treffer
allergy	466.921
peanut	13.562
peanut allergy[3]	2.703
allergy peanut	2.703
peanut AND allergy	2.902
allergy AND peanut	2.902
peanut OR allergy	477.581
allergy OR peanut	477.581

Der Operator OR verknüpft zwei Suchausdrücke in der Weise, dass alle Datensätze selektiert werden, die zumindest einen der beiden Suchausdrücke enthalten. Durch OR wird also die Vereinigungsmenge von zwei Suchausdrücken selektiert (siehe Abb. weiter unten). Der Operator OR verbreitert die Suche; sie liefert mehr Treffer als bei den einzelnen Teilsuchausdrücken.

In obiger Tabelle etwa sehen wir, dass *allergy* 466.921 Treffer liefert und *peanut* 13.562, in Summe also 480.483. Durch Verknüpfung der beiden Begriffe mit OR erhalten wir 477.581 Treffer, also etwas weniger. Die Differenz ergibt sich durch die Artikel, die beide Begriffe enthalten. Das sind genau die 2.902 Treffer die wir bei Suche mit AND erhalten.

---

[3] Dass peanut allergy und allergy peanut etwas weniger Treffer liefern als die Varianten mit AND hängt mit der Interpretation als Phrase (Mehrwortausdruck) zusammen.

Der Operator NOT schließt aus dem Ergebnis alle Datensätze aus, auf die der negierte Suchausdruck zutrifft. Sucht man etwa nach Literatur zu Bleivergiftung, allerdings nicht bei Kindern, dann kann man den Suchausdruck *saturnism NOT child* verwenden. Dann erhält man als Ergebnis alle Datensätze, die *saturnism* aber nicht *child* enthalten. Allerdings ist bei dieser Vorgangsweise Vorsicht angebracht. Wir würden damit auch alle Artikel ausschließen, die sich neben Kindern auch mit anderen Altersgruppen beschäftigen.

Suchausdruck	Treffer
saturnism	15.293
child	2.140.627
saturnism NOT child	11.524
child NOT saturnism	2.136.858

Bei den Operatoren AND und OR ist das Ergebnis der Suche unabhängig von der Reihenfolge in der die Terme verknüpft werden, A AND B liefert also das gleiche Ergebnis wie B AND A, und A OR B das gleiche wie B OR A. Beim Operator NOT ist das nicht so: A NOT B liefert ein anderes Ergebnis als B NOT A.

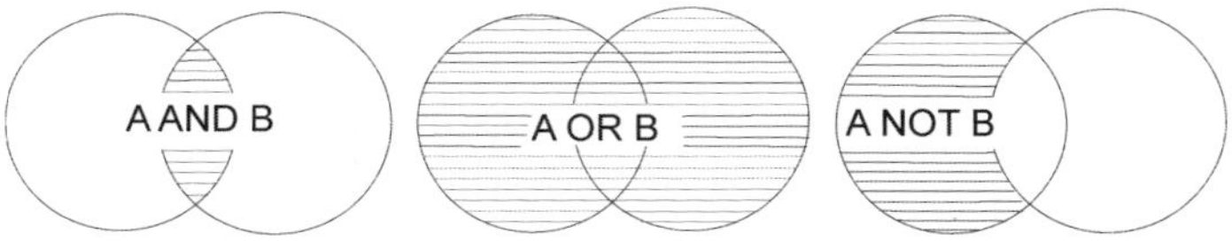

Die Operatoren AND, OR und NOT

Bei mehreren durch Boole'sche Operatoren verknüpften Suchausdrücken werden die Operatoren von links nach rechts angewandt. Sucht man etwa nach durch von Erdnüssen oder Eiern verursachten Allergien, so liefert der Suchausdruck *egg OR peanut AND allergy* das gewünschte Ergebnis.

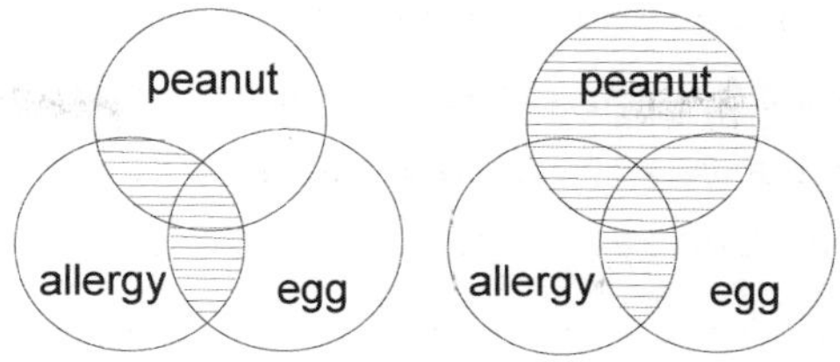

„egg OR peanut AND allergy“ vs. *„allergy AND egg OR peanut”*

Dagegen würde die Abfrage *allergy AND egg OR peanut* als Ergebnis alle jene Datensätze liefern, in denen entweder *Erdnüsse* oder sowohl *Allergie* als auch *Eier* vorkommen. Durch Klammern kann man die Reihenfolge der Abarbeitung aber explizit bestimmen. Zum Beispiel würde der Suchausdruck *allergy AND (egg OR peanut)* das gleiche Ergebnis liefern wie *egg OR peanut AND allergy.* In der folgenden Tabelle sind die Abfragen und die damit erzielten Treffer in MEDLINE zusammengefasst:

Suchausdruck	Treffer
egg	155.005
peanut	13.562
egg OR peanut	167.745
allergy	466.921
egg OR peanut AND allergy	6.173
allergy AND egg OR peanut	16.833
allergy AND (egg OR peanut)	6.173

Damit haben wir die wesentlichen Möglichkeiten kennen gelernt, einen Suchausdruck zu gestalten. Die meisten Schnittstellen verwenden allerdings bei der Interpretation der Suchausdrücke zusätzliche Interpretationsmethoden, die die Qualität der Suche noch weiter verbessern sollen. Einige davon werden Sie in der praktischen Arbeit mit PubMed/MEDLINE kennen lernen.

Qualitätskriterien wissenschaftlicher Publikationen

In den obigen Abschnitten haben wir gelernt, wie man eine vernünftige Anzahl möglichst *relevanter* Publikationen zu einer bestimmten Fragestellung findet. Genau so wichtig ist es aber, Publikationen *hoher Qualität* auszuwählen. Wirklich verlässlich kann ich die Qualität natürlich nur beurteilen, indem ich mich mit dem Inhalt auseinandersetze. Die inhaltliche Bewertung wissenschaftlicher Publikationen ist eine Grundlage des wissenschaftlichen Diskurses – zum Beispiel ist sie die Aufgabe der GutachterInnen in peer-begutachteten Publikationen. Voraussetzung dafür ist das entsprechende Fachwissen, sowie Sorgfalt und Zeit.

Auf dem Gebiet unserer eigenen Forschung können wir die Qualität einer Publikation nach den darin vorgestellten Ideen, Methoden und Ergebnissen beurteilen. Die schiere Menge an Publikationen macht das aber oft extrem zeitaufwendig. Wenn uns ein Fachgebiet weniger vertraut ist, ist es darüber hinaus oft schwierig, zu einer verlässlichen qualitativen Einschätzung des Inhalts einer Publikation zu kommen. In beiden Situationen können uns externe Kriterien betreffend die Publikation, deren AutorIn und Quelle dabei helfen, die zu erwartende inhaltliche Qualität abzuschätzen. Das ersetzt natürlich nicht die Auseinandersetzung mit dem Inhalt, ist aber in der Realität ein notwendiger Filter, um nicht rein durch die Anzahl der inhaltlich relevanten Publikationen überfordert zu werden.

Im Folgenden wollen wir auf einige formale Kriterien eingehen, die helfen können, die inhaltliche Qualität einer Publikation a priori abzuschätzen.

Ein formales Kriterium, das in den letzten Jahren stark an Bedeutung gewonnen hat, ist der *Impact Factor*. Die Grundidee ist ähnlich den Recommender-Systemen: Je mehr FachkollegInnen eine Publikation, eine/n AutorIn, ein Journal für wichtig halten, desto höher wohl auch die objektive Bedeutung. Eine Möglichkeit, dies durch ein einfaches Kriterium zu quantifizieren liegt darin, festzustellen, wie oft eine bestimmte Publikation von anderen AutorInnen in ihren eigenen Publikationen – meist über einen bestimmten Zeitraum - zitiert wird. Diese Werte kann man einem *Citation Index* entnehmen. Aus dem Citation Index der Publikationen lassen sich entsprechende Werte für AutorIn und Journal berechnen. Man berechnet aus den Werten aller Veröffentlichungen eines/einer AutorIn, bzw. aller in einem Journal über einen gewissen Zeitraum veröffentlichten Beiträge den *Impact Factor* des/der AutorIn, bzw. des Journals. Es gibt leicht unterschiedliche Methoden der Berechnung (siehe dazu auch den Abschnitt *Impact Factor* im Kapitel *Grenzen der medizinischen Wissenschaft*).

Mehrere Organisationen haben sich darauf spezialisiert, diese Werte in Datenbanken zur Verfügung zu stellen. Für den medizinisch/biologischen Bereich zählen dazu der *Science Citation Index* und die *Journal Citation Reports* die beide über die UB Med zugreifbar sind.

Zurück zu den formalen Kriterien zur Qualitätsabschätzung wissenschaftlicher Publikationen:

Die Publikation

Zunächst liefert bereits der Aufbau einer Arbeit gute Hinweise. Typischerweise besteht eine Arbeit aus einer Einleitung, die das behandelte Problem definiert, einem Überblick über den bisherigen State-of-the-art, einer Erläuterung der gewählten Methodik und einer Präsentation und Evaluation der Ergebnisse. Besonders wesentlich für die Qualität einer wissenschaftlichen Arbeit sind die Referenzen. Sie sollen zeigen, dass die VerfasserInnen den aktuellen State-of-the-art kennen und die Arbeit tatsächlich Ergebnisse liefert, die über ihn hinaus gehen. Sie zeigen aber auch das Umfeld, in das die Arbeit eingebettet ist. Die Liste der Referenzen sollte – außer in nachvollziehbaren Ausnahmen - Primärliteratur neueren Datums und hoher Qualität und Relevanz enthalten. Alle Zitate sollten einer sinnvollen Ergänzung und Erläuterung des Artikels dienen.

So vorhanden, ist natürlich auch der Wert des Citation Index der Publikation ein guter Hinweis. Hier ist allerdings zu beachten, dass ein sinnvoller Wert erst etwa ein bis zwei Jahre nach Publikationsdatum berechnet werden kann.

Die AutorInnen

Ein wichtiges Kriterium ist der wissenschaftliche Status der AutorInnen. In fast allen Fällen sind Daten über AutorInnen öffentlich zugänglich – sei es über eine persönliche Webseite, seien es die Webseiten der Institution, an der er/sie arbeitet.

Folgende Informationen sind für uns wesentlich:

- *Wissenschaftliche Laufbahn:* Arbeitet der/die AutorIn in einem für die Publikation relevanten Fachgebiet; ist er/sie an einer Institution in einer für sie/ihn – je nachdem an welchem Punkt seiner/ihrer Karriere sie/er sich befindet - adäquaten Position angestellt.
- *Liste der Publikationen:* Enthält sie – insbesondere aus dem Fachgebiet der Publikation, die wir gerade einschätzen wollen – peer-begutachtete Veröffentlichungen; sind darunter auch Publikationen mit anerkannten ExpertInnen aus dem Fachgebiet.
- *Affiliation*: Arbeitet er/sie an einer – in diesem Fachgebiet - wissenschaftlich anerkannten Institution; ist sie/er Mitglied eines anerkannten Forscherteams.
- *Impact Factor*: Ein guter Indikator, allerdings muss er in Relation dazu gesehen werden, wie lange der/die AutorIn bereits wissenschaftlich tätig ist.

Die Quelle

Zunächst einmal ist wesentlich, ob das Journal, die Tagungsproceedings, etc. die Beiträge einer peer-Begutachtung unterziehen, was per se ein Kriterium für Qualität darstellt. Ist dies der Fall, so kann man als nächstes feststellen, ob die Quelle in einen Citation Index aufgenommen ist. Ist auch dies der Fall, so ist natürlich auch der der Quelle zugeordnete Wert aufschlussreich – ein hoher Wert des Impact Factor ist ein guter Indikator für Qualität.

Handelt es sich um eine Veröffentlichung, die keinem peer-review unterzogen wurde – wie dies zum Beispiel bei Sammelbänden oder Monographien der Fall sein kann - so bleibt als Anhaltspunkt nur die Reputation des Verlags: Handelt es sich um einen anerkannten wissenschaftlichen Verlag, bzw. ist der Verlag eine anerkannte wissenschaftliche Institution.

Falls keiner dieser Anhaltspunkte vorliegt, so ist der Publikation jedenfalls mit gebührender Vorsicht zu begegnen – das gilt insbesondere auch für Web-Publikationen, bei denen es entweder gar keinen Verleger gibt, oder dieser zumindest unbekannt bleibt.

Medizinische Datenbanken im Internet

Neben MEDLINE, das seit 1997 im Internet frei zur Verfügung steht, sind mittlerweile tausende medizinisch relevante Datenbanken über das Internet zugänglich. Einen sehr guten Zugang zu einer Vielzahl dieser Datenbanken bietet das von Dr. Josef König entwickelte Web-Portal *Medizinische und molekularbiologische Datenbanken*, das unter http://www.meddb.info zugreifbar ist (siehe die Abbildung auf der folgenden Seite).

Dort findet man einen Katalog von mehr als 900 Datenbanken aus den Bereichen Medizin und Molekularbiologie. Der Zugriff ist hierarchisch organisiert. Die erste Zeile enthält direkt die Links zu den für den/die MedizinerIn wichtigsten Datenbanken. In der 2. und 3. Zeile findet man 14 Hauptkategorien. Durch Anklicken einer solchen Hauptkategorie erhält man einerseits eine (alphabetische) Liste der für diese Hauptkategorie relevanten Datenbanken mit Kurzbeschreibung und Link, andererseits auch eine Feinkategorisierung, die einen gezielteren Zugriff ermöglicht. In der Abbildung unten wurde die Kategorie *Medizin* gewählt. Ab der vierten Zeile sind daher Teilbereiche von Medizin angeführt. Das Anklicken eines Teilbereichs liefert eine Liste mit Links zu für diesen Teilbereich relevanten Datenbanken.

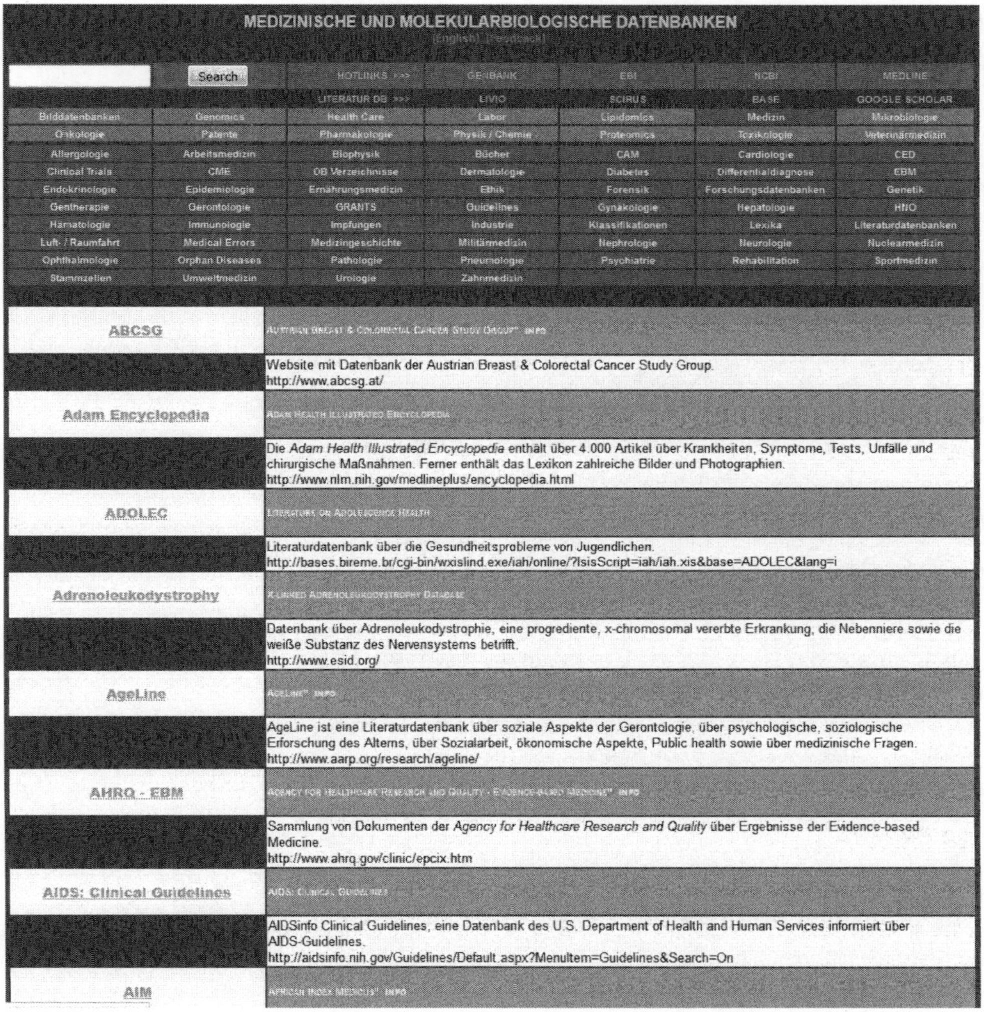
MEDIZINISCHE UND MOLEKULARBIOLOGISCHE DATENBANKEN
Search
HOTLINKS >>>
GENBANK
EBI
NCBI
MEDLINE
LITERATUR DB >>>
LIVIO
SCIRUS
BASE
GOOGLE SCHOLAR
Bilddatenbanken
Genomics
Health Care
Labor
Lipidomics
Medizin
Mikrobiologie
Onkologie
Patente
Pharmakologie
Physik / Chemie
Proteomics
Toxikologie
Veterinärmedizin
Allergologie
Arbeitsmedizin
Biophysik
Bücher
CAM
Cardiologie
CED
Clinical Trials
CME
DB Verzeichnisse
Dermatologie
Diabetes
Differentialdiagnose
EBM
Endokrinologie
Epidemiologie
Ernährungsmedizin
Ethik
Forensik
Forschungsdatenbanken
Genetik
Gentherapie
Gerontologie
GRANTS
Guidelines
Gynäkologie
Hepatologie
HNO
Hämatologie
Immunologie
Impfungen
Industrie
Klassifikationen
Lexika
Literaturdatenbanken
Luft- / Raumfahrt
Medical Errors
Medizingeschichte
Militärmedizin
Nephrologie
Neurologie
Nuclearmedizin
Ophthalmologie
Orphan Diseases
Pathologie
Pneumologie
Psychiatrie
Rehabilitation
Sportmedizin
Stammzellen
Umweltmedizin
Urologie
Zahnmedizin
ABCSG
Website mit Datenbank der Austrian Breast & Colorectal Cancer Study Group.
http://www.abcsg.at/
Adam Encyclopedia
Die Adam Health Illustrated Encyclopedia enthält über 4.000 Artikel über Krankheiten, Symptome, Tests, Unfälle und chirurgische Maßnahmen. Ferner enthält das Lexikon zahlreiche Bilder und Photographien.
http://www.nlm.nih.gov/medlineplus/encyclopedia.html
ADOLEC
Literaturdatenbank über die Gesundheitsprobleme von Jugendlichen.
http://bases.bireme.br/cgi-bin/wxislind.exe/iah/online/?IsisScript=iah/iah.xis&base=ADOLEC&lang=i
Adrenoleukodystrophy
Datenbank über Adrenoleukodystrophie, eine progrediente, x-chromosomal vererbte Erkrankung, die Nebenniere sowie die weiße Substanz des Nervensystems betrifft.
http://www.esid.org/
AgeLine
AgeLine ist eine Literaturdatenbank über soziale Aspekte der Gerontologie, über psychologische, soziologische Erforschung des Alterns, über Sozialarbeit, ökonomische Aspekte, Public health sowie über medizinische Fragen.
http://www.aarp.org/research/ageline/
AHRQ - EBM
Sammlung von Dokumenten der Agency for Healthcare Research and Quality über Ergebnisse der Evidence-based Medicine.
http://www.ahrq.gov/clinic/epcix.htm
AIDS: Clinical Guidelines
AIDSinfo Clinical Guidelines, eine Datenbank des U.S. Department of Health and Human Services informiert über AIDS-Guidelines.
http://aidsinfo.nih.gov/Guidelines/Default.aspx?MenuItem=Guidelines&Search=On
AIM

Medizinische Datenbanken an der Medizinischen Universität Wien

Die Universitätsbibliothek der Medizinischen Universität Wien ermöglicht MitarbeiterInnen und StudentInnen den Zugriff auf eine ganze Reihe von Datenbanken, die sonst nur kostenpflichtig zugänglich sind. Diese Datenbanken können daher auch nur von Rechnern der Medizinischen Universität aus, bzw. von Angehörigen und Studierenden der Medizinischen Universität – teilweise mit Passwort – genutzt werden.

Eine Übersicht aller auf diese Weise verfügbaren Datenbanken findet sich unter http://ub.meduniwien.ac.at im Menü „Recherche" und im Menü „SCHNELLINFO" unter dem Link „Datenbanken" (siehe Abbildung nächste Seite). Über die genauen

Bedingungen zur Nutzung dieser Datenbanken werden sie im Kapitel über die Universitätsbibliothek informiert.

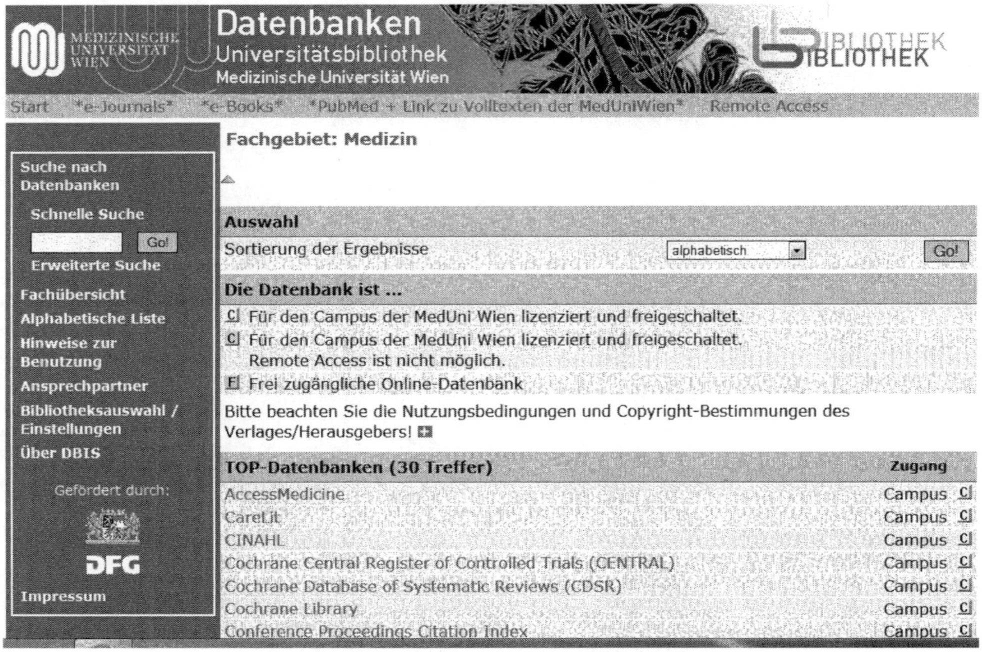

Im Folgenden eine kurze Charakterisierung einiger wichtiger zur Verfügung stehenden Datenbanken:

Bibliographische Datenbanken

MEDLINE/PubMed

MEDLINE, das im Internet unter der Bezeichnung *PubMed* frei zugänglich ist, ist die bedeutendste medizinische bibliographische Datenbank der Welt. Sie wird von der *National Library of Medicine* (NLM) in den USA verwaltet.

MEDLINE sammelt seit 1950 bibliographische Informationen zu wissenschaftlichen Arbeiten aus dem Gebiet der Medizin, der Veterinärmedizin und verwandten Gebieten. *PubMed* enthält derzeit (Stand: 2018) über 25.000.000 Einträge. Derzeit werden Artikel aus über 5.200 Journalen indiziert. Der jährliche Zuwachs beträgt mehr als 800.000 Artikel – also mehr als eineinhalb neue Einträge pro Minute.

Der Großteil der referenzierten Arbeiten ist auf Englisch, etwas mehr als 10% sind in einer von über 50 anderen Sprachen – unter anderem auch Deutsch - verfasst. Zugriffssprache ist allerdings ausschließlich Englisch, d.h. die Suchausdrücke müssen in jedem Fall englische Terme verwenden.

Zusätzlich zu den bibliographischen Angaben und einem Abstract sind immer häufiger auch die gesamten Texte von Artikeln frei abrufbar. Als neues Feature sollen zukünftig auch fremdsprachige Abstracts in PubMed verfügbar sein.

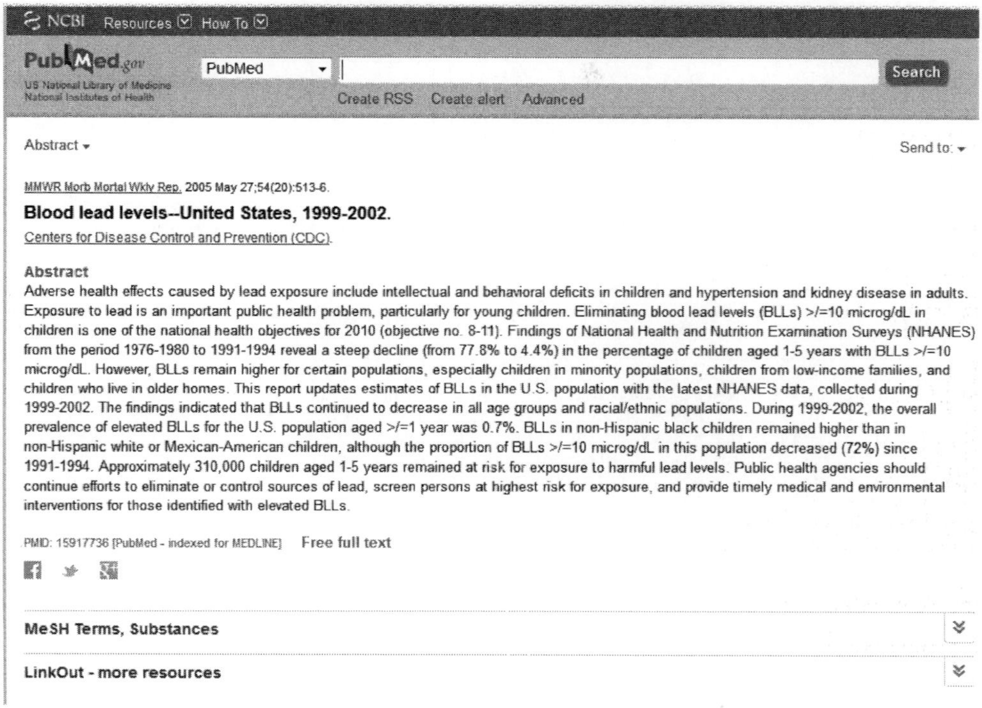

Im obigen Bild sieht man die standardmäßige Ansicht eines Datensatzes in MEDLINE. Die eigentliche (unformatierte) und vollständige Form des Datensatzes erhält man, wenn man links oben als Format statt *Abstract* die Variante *MEDLINE* auswählt (siehe die folgende Abbildung).

PMID- 15917736
OWN - NLM
STAT- MEDLINE
DA - 20050526
DCOM- 20050527
LR - 20080214
IS - 1545-861X (Electronic)
IS - 0149-2195 (Linking)
VI - 54
IP - 20
DP - 2005 May 27
TI - Blood lead levels--United States, 1999-2002.
PG - 513-6
AB - Adverse health effects caused by lead exposure include intellectual and behavioral deficits in children and hypertension and kidney disease in adults. Exposure to lead is an important public health problem, particularly for young children. Eliminating blood lead levels (BLLs) >/=10 microg/dL in children is one of the national health objectives for 2010 (objective no. 8-11). Findings of National Health and Nutrition Examination Surveys (NHANES) from the period 1976-1980 to 1991-1994 reveal a steep decline (from 77.8% to 4.4%) in the percentage of children aged 1-5 years with BLLs >/=10 microg/dL. However, BLLs remain higher for certain populations, especially children in minority populations, children from low-income families, and children who live in older homes. This report updates estimates of BLLs in the U.S. population with the latest NHANES data, collected during 1999-2002. The findings indicated that BLLs continued to decrease in all age groups and racial/ethnic populations. During 1999-2002, the overall prevalence of elevated BLLs for the U.S. population aged >/=1 year was 0.7%. BLLs in non-Hispanic black children remained higher than in non-Hispanic white or Mexican-American children, although the proportion of BLLs >/=10 microg/dL in this population decreased (72%) since 1991-1994. Approximately 310,000 children aged 1-5 years remained at risk for exposure to harmful lead levels. Public health agencies should continue efforts to eliminate or control sources of lead, screen persons at highest risk for exposure, and provide timely medical and environmental interventions for those identified with elevated BLLs.
CN - Centers for Disease Control and Prevention (CDC)
LA - eng
PT - Journal Article
PL - United States
TA - MMWR Morb Mortal Wkly Rep
JT - MMWR. Morbidity and mortality weekly report
JID - 7802429
RN - 7439-92-1 (Lead)
SB - IM
MH - Adolescent
MH - Adult
MH - Child
MH - Child, Preschool
MH - Female
MH - Humans
MH - Infant
MH - Lead/*blood
MH - Lead Poisoning/*epidemiology
MH - Male
MH - Middle Aged
MH - Nutrition Surveys
MH - United States/epidemiology
EDAT- 2005/05/27 09:00
MHDA- 2005/05/28 09:00
CRDT- 2005/05/27 09:00
AID - mm5420a5 [pii]
PST - ppublish
SO - MMWR Morb Mortal Wkly Rep. 2005 May 27;54(20):513-6.

Nur in dieser Form wird die gesamte im Datensatz enthaltene Information[4] angezeigt. Diese Variante ist dazu geeignet, den Inhalt in eine andere (eigene) bibliographische Datenbank zu integrieren, etwa zur Dokumentation von eigenen Literaturstudien.
Auch wenn MEDLINE/PubMed die weltweit größte bibliographische Datenbank ist, so kann sie auch nicht annähernd alle zu einer Fragestellung relevanten Publikationen enthalten. Insbesondere ist sie natürlich auch relativ USA-zentriert. Daher ist eine Literaturrecherche in mehreren Datenbanken auf jeden Fall sinnvoll.
Im Folgenden soll daher kurz eine Reihe weiterer bibliographischer, aber auch anderer Datenbanken vorgestellt werden, die für die Medizin besonders wichtig sind.

EMBASE (Excerpta Medica Database)

EMBASE (http://www.embase.com) ist eine bibliographische Datenbank, die vom Verlag Elsevier verwaltet wird. Sie ist vom thematischen Umfang her sehr ähnlich zu *MEDLINE*. Allerdings legt sie mehr Gewicht auf europäische Publikationen und auf pharmakologische Inhalte. Im Gegensatz zu MEDLINE ist EMBASE nicht frei verfügbar.

COCHRANE LIBRARY

Die *COCHRANE LIBRARY* wird von der *Cochrane Collaboration* in den USA (http://www.cochrane.org) verwaltet. Sie ist die Hauptquelle der *Evidence-Based Medicine* (EBM – siehe gleichnamiges Kapitel). Die *COCHRANE LIBRARY* besteht aus einer Sammlung von sechs Datenbanken, die Bewertungen und Überblicke zu Aspekten des Gesundheitswesens und der medizinischen Behandlung enthalten. Einige sind Volltextdatenbanken, der Rest bibliographische Datenbanken. Kernstück ist die *COCHRANE DATABASE OF SYSTEMATIC REVIEWS*. Sie enthält Metastudien zu bestimmten Fragestellungen, die von Panels von Medizinern erstellt werden. Dabei werden alle verfügbaren Studien ausgewertet und daraus eine zusammenfassende Bewertung erarbeitet. Das besondere an der *COCHRANE LIBRARY* ist, dass die Beiträge aller zugehörigen Datenbanken einem kontrollierten Standard entsprechen.

BIOSIS Previews

Eine bibliographische Datenbank (http://www.isiknowledge.com) mit Einträgen aus dem Bereich der Biologie. Enthält mehr als 21.000.000 Einträge seit dem Jahr 1926 aus über 5.200 Journalen sowie aus tausenden Tagungsbänden. BIOSIS wächst um mehr als 600.000 Einträge pro Jahr.

---

[4] Eine Erklärung aller Felder bietet die HELP-Funktion von PubMed

PSYNDEX

PSYNDEX ist eine Datenbank der psychologischen Literatur und Testverfahren aus den deutschsprachigen Ländern sowie psychologisch relevanter audiovisueller Medien. Sie wird von der Zentralstelle für Psychologische Information und Dokumentation (http://www.zpid.de) der Universität Trier verwaltet. Die in deutscher und englischer Sprache abfragbare Datenbank besteht aus zwei Segmenten: *PSYNDEX Literatur und AV-Medien* enthält deutsch- und englischsprachige psychologische Publikationen von Autoren aus Deutschland, Österreich und der Schweiz. *PSYNDEX Tests* dokumentiert Testverfahren (Tests, Skalen, Fragebögen, apparative Verfahren, Methoden der computergestützten Diagnostik und diagnostischen Klassifikationssysteme), die in den deutschsprachigen Ländern entwickelt oder für den deutschsprachigen Raum adaptiert wurden.

SCIENCE CITATION INDEX

Eine Datenbank, die Artikel aus vielen wichtigen Journalen aus allen Bereichen der Naturwissenschaften bewertet, und zwar auf der Grundlage von Zitierungen. Die Idee ist, dass ein Artikel desto relevanter ist, je öfter er von anderen Autoren in ihren Artikeln zitiert wird. Für jeden Artikel in der Datenbank wird daher festgehalten, wie oft und wo er zitiert wird und daraus ein *Citation Index* berechnet.

JOURNAL CITATION REPORTS

Überträgt die Idee der Bewertung wissenschaftlicher Artikel auf Journale. Ein Journal ist je relevanter, je mehr Beiträge mit vielen Zitierungen es enthält. Auf der Grundlage dieser Überlegung wird der sogenannte *Impact Factor* für das Journal errechnet.

Multimediadatenbanken

Für die unterschiedlichsten Bereiche der Medizin existieren kleinere und größere Bilddatenbanken. Aus dieser Fülle sind hier zwei Beispiele herausgenommen, die auch im Praktikum demonstriert werden.

THE VISIBLE HUMAN PROJECT

Eine Bilddatenbank der NLM, die hochqualitative Querschnittbilder von einem weiblichen und einem männlichen Körper enthält. Verschiedene Beispiele sind unter http://www.nlm.nih.gov/research/visible/ abrufbar. Einen guten Einstieg bildet die Applikation der University of Michigan unter http://vhp.med.umich.edu/tools2.html.

MULTI-DIMENSIONAL HUMAN EMBRYO

Eine Bilddatenbank des *National Institute of Child Health and Human Development* (NICHD). Sie enthält dreidimensionale Bilder von menschlichen Embryos in verschiedenen Entwicklungsstadien auf der Grundlage von Magnetresonanzaufnahmen. Im Internet unter http://embryo.soad.umich.edu/index.html frei verfügbar.

Chemische und Toxikologische Datenbanken

ChemIDplus

Chemische Substanzen sind in der Medizin in vielfacher Hinsicht von großer Bedeutung. *ChemIDplus* enthält Informationen wie Name(n), Handelsnamen, chemische Eigenschaften und Struktur, Toxizität und CAS-Nummer (eine eindeutige Kodierung, die vom Chemical Abstract Service (http://www.cas.org/) verwaltet wird) zu über 400.000 Chemikalien. Im Internet unter http://sis.nlm.nih.gov/chemical.html frei verfügbar.

MRI TOX

Die toxikologische Abteilung der II. Medizinischen Klinik der TU München verwaltet eine Volltextdatenbank zum Thema Vergiftungen durch Pilze und Gifttiere. Sie ist unter http://www.toxinfo.org frei zugänglich. Die Datenbank enthält Informationen zu den Pflanzen und Tieren (mit Bildmaterial) sowie ausführliche toxikologische Informationen. Darüber hinaus auch Hinweise zur Diagnose, Therapie und zum Verlauf von Vergiftungen.

TOXICOLOGICAL PROFILES

Toxicological Profiles (http://www.atsdr.cdc.gov/toxprofiles/) ist eine Datenbank der *Agency for Toxic Substances and Disease Registry* (ATSDR). In ihr findet man ausführliche Informationen zu einer großen Anzahl toxischer Chemikalien.

Arzneimittelverzeichnisse

AUSTRIA CODEX

Das Verzeichnis der in Österreich zugelassenen Arzneimittel. Die Inhalte des Austria Codex stehen im AKH-Intranet unter dem Namen medis (medikamenteninformations-system) unter medis.akhwien.at zur Verfügung, eine Zugriffsmöglichkeit auf den Austria Codex besteht aber auch nach (kostenloser) Registrierung unter www.univadis.at.

ROTE LISTE

Die *ROTE LISTE*, das Arzneimittelverzeichnis für Deutschland ist über das Internet frei nutzbar (online.rote-liste.de). Allerdings ist eine vorherige (kostenfreie) Registrierung bei DocCheck unter http://www.doccheck.de erforderlich. Über dieses Service können ÄrztInnen und ApothekerInnen eine große Vielfalt medizinischer Websites, die ein Passwort erfordern, nutzen.

SCHWEIZER ARZNEIMITTELKOMPENDIUM

Das Schweizer Arzneimittelverzeichnis ist unter http://www.kompendium.ch frei nutzbar.

Sonstige Datenbanken

RICHTLINIENDATENBANKEN

Die Arbeitsgemeinschaft der Wissenschaftlichen Medizinischen Fachgesellschaften (AWMF) verwaltet die bedeutendste Sammlung medizinischer Richtlinien im deutschsprachigen Raum. Diese Leitliniendatenbank ist unter http://leitlinien.net frei zugänglich.

In den USA werden medizinische Richtlinien vom *National Guidance Clearinghouse* verwaltet. Die Datenbank ist unter http://www.guideline.gov zugänglich.

MOLEKULARBIOLOGISCHE DATENBANKEN

Aufgrund der steigenden Bedeutung der Molekularbiologie ist eine Reihe von Datenbanken auf diesem Gebiet entstanden.

Eine der wichtigsten ist *GenBank*, eine Datenbank des *National Center for Biotechnology Information* (NCBI) in den USA. *GenBank* enthält 213.000.000 Nukleotidsequenz-Records (Release 232, Juni 2019). Sie ist über dasselbe Portal (und mit derselben Benutzerschnittstelle) zugreifbar wie PUBMED (http://www.ncbi.nlm.nih.gov/genbank/).

„UP TO DATE“

Diese beliebte Datenbank bietet Infos und Behandlungsvorschläge auf der Basis evidenzbasierter Medizin. Sie wird an der Medizinischen Universität Wien und an allen Spitälern des KAV-Wien angeboten.

Vom Literaturzitat zum Volltext

Von Helmut Dollfuß und Marian Miehl

Lernziele

- Erkennen und Verstehen der Quellenangabe im Literaturzitat
- Die Elektronische Zeitschriftenbibliothek
- Verwendung der Linking-Software der Universitätsbibliothek
- Der Remote Access
- Alternative Wege zum Volltext

Einführung

Fachartikel zu medizinischen Themen werden weltweit in tausenden wissenschaftlichen Quellen publiziert, heutzutage vorwiegend in elektronischer Form, in sogenannten E-Journals. Die Bibliothek der Medizinischen Universität Wien hat mit 2013 den Zugang zu seinen abonnierten wissenschaftlichen Zeitschriften auf „e-only“ umgestellt. Anstatt der gedruckten Journale werden seitdem nur noch Lizenzen, also Zugriffsrechte für Online-Zeitschriften, bei den Verlagen gekauft.

In den Katalogen der Bibliothek sind für jede einzelne Zeitschrift die Zugriffsrechte zu finden. Die Kataloginformation zeigt dem Benutzer den Lizenzzeitraum an und auch den Link zur Homepage des jeweiligen Journals.

Der Artikel eines E-Journals in seinem gesamten Umfang (Volltext) bleibt aus Gründen des Urheberrechts (Copyright) auf dem Server des Verlages zum Abruf gespeichert und steht nicht vor Ort in der Universitätsbibliothek zur Verfügung, wie es früher bei den gedruckten Zeitschriften der Fall war.

Auch die Literaturdatenbank PubMed enthält nicht selbst den Volltext eines Artikels der in einer wissenschaftlichen Zeitschrift publiziert wurde, sondern nur die wichtigsten Informationen über diesen Artikel und Angaben zu seiner Quelle, dem Ort der Publikation. Man kann sich PubMed als riesigen Katalog denken, der, grob vereinfacht dargestellt, die Inhaltsverzeichnisse von tausenden medizinischen Journalen abgespeichert hat. Eine Suche in diesem Katalog liefert also stets nur Treffer aus Inhaltsverzeichnissen, sogenannte Literaturhinweise oder Literaturzitate. Die Volltexte sind ganz woanders abgespeichert, nicht zuletzt wegen der bereits erwähnten Urheberrechte. Aber das Zitat aus PubMed enthält immer die für die Suche notwendige Quellenangabe, den Wegweiser zur Zeitschrift in der dieser interessante Artikel publiziert wurde.

An getrennten Orten gespeichert: Der Volltext, Informationen über den Artikel, Zugangsrechte zur elektronischen Zeitschrift

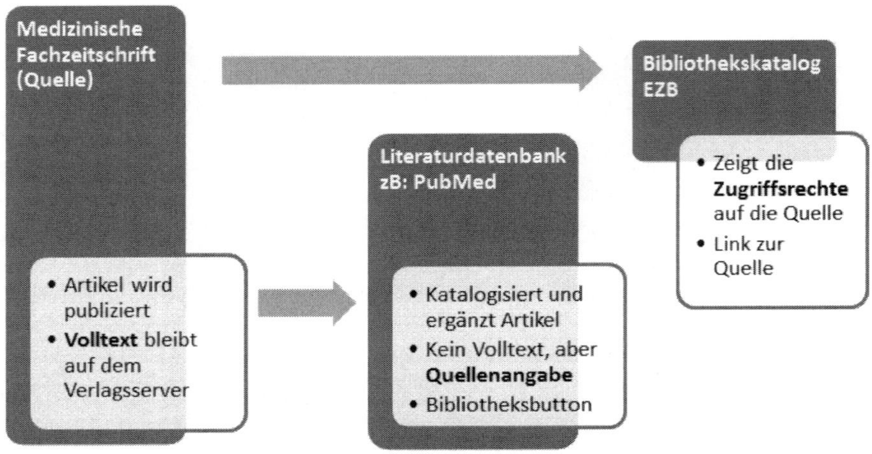

Bei einer klassischen Literaturrecherche müssen diese getrennt gespeicherten Informationen wieder zusammengeführt werden, um zum Volltext zu gelangen. Es wird also zuerst in einer bibliographischen Datenbank recherchiert, ein interessanter Treffer identifiziert, und das Literaturzitat notiert. Mit der Quellangabe aus dem Zitat wird dann ein oder mehrere Bibliothekskataloge nach den Zugriffsrechten durchsucht. Der Katalog enthält den Link zur elektronischen Zeitschrift, in der der gesuchte Artikel mit der Quellenangabe zu finden ist.

Von der Recherche über den Bibliothekskatalog zum Volltext

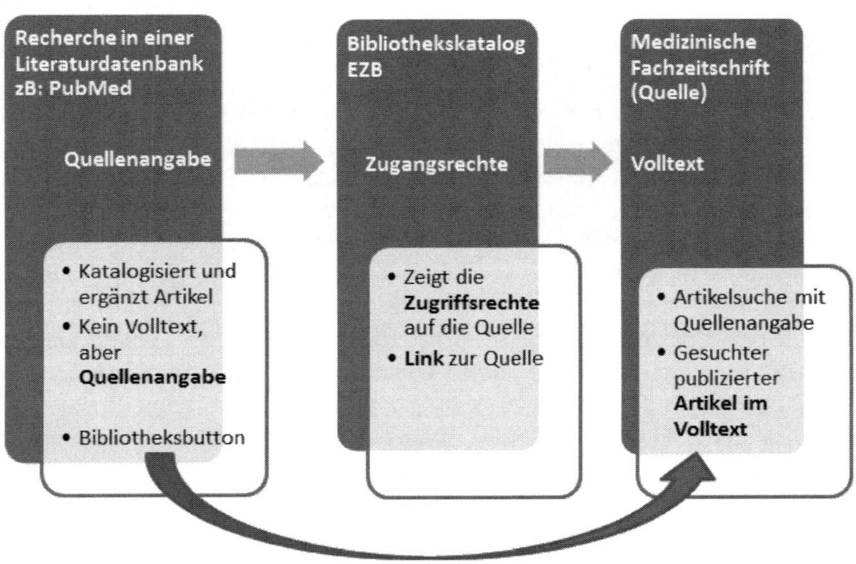

Der Bibliotheksbutton automatisiert zwar diese Suche (siehe Kapitel: Die Linking-Software als bibliothekarisches Navi), aber zum besseren Verständnis muss man sich zuerst mit der Quellenangabe befassen und sich mit den Bibliothekskatalogen vertraut machen.

Das Literaturzitat enthält die Quellenangabe

Eine Suchabfrage in einer bibliographischen Datenbank wie PubMed liefert im Wesentlichen eine Trefferliste, bestehend aus Literaturzitaten, also Hinweisen auf veröffentlichte wissenschaftliche Arbeiten. Wie bereits erwähnt, enthält PubMed aber nicht den Volltext der publizierten Fachbeiträge.

Über welche Wege bekomme ich nun den gesamten Artikel in die Hand, bzw. auf den Bildschirm? Der wichtigste Wegweiser zum Volltext ist im Literaturzitat selbst enthalten, in Form der Quellenangabe: Name der Zeitschrift, Jahr, Monat, Band, Heft und Seitenangabe. Hier als Beispiel das Literaturzitat der Recherche nach den Autoren Witt, Apte und Keim. Die Quellenangabe umfasst die gesamte oberste Zeile.

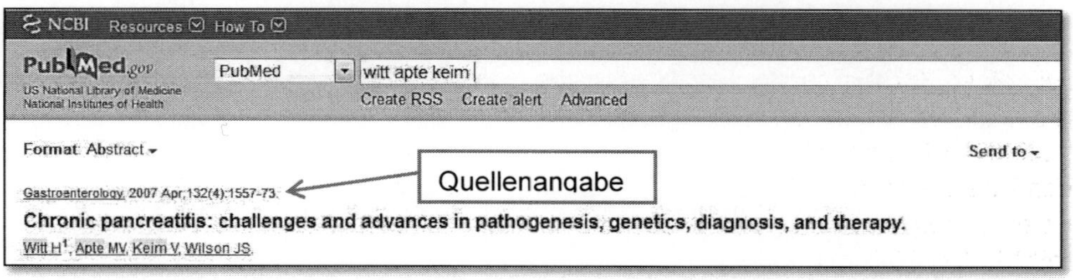

Folgende Informationen stecken in dieser Quellenangabe des Literaturzitates:

Quellenangabe:

- **Name der Zeitschrift:** Gastroenterology
- **Publikationsjahr:** 2007
- **Publikationsmonat:** April
- **Band/Volume:** 132
- **Heftnummer/Issue:** 4
- **Seitenangabe:** 1557–73

Titel des Artikels: Chronic pancreatitis: challenges and advances in pathogenesis, genetics, diagnosis, and therapy.

Autoren:
Witt H
Apte MV
Keim V
Wilson JS

Quellenangabe plus Kataloginformationen weisen zum Volltext

Die Quellenangabe erfüllt im Bereich der Fachzeitschriften eine ähnliche Funktion wie ein Wegweiser, denn sie zeigt auf den genauen Publikationsplatz eines Artikels *innerhalb* einer Zeitschrift. Zeitliche Angaben (Jahr, Monat, Band, Heft) und räumliche Angaben (Seiten) dienen zum Auffinden der veröffentlichten Arbeit *in* der genannten Zeitschrift. Die Quellenangabe alleine reicht aber nicht völlig aus, um das Ziel, den Volltext, zu erreichen. Es fehlen schließlich noch die Informationen, wo diese Zeitschrift im Internet gespeichert ist, wer Zugriffsrechte auf die Inhalte hat und welche Bibliothek gegebenenfalls eine Lizenz für bestimmte Jahrgänge dieser Zeitschrift erworben hat. Die Quellenangabe ist in PubMed immer im Literaturzitat enthalten. Die weiteren notwenigen Angaben für den Weg zum Volltext werden in den Katalogen der Bibliotheken gefunden.

InfoBOX

- Der Artikel im vorgestellten Literaturzitat beginnt in der Zeitschrift auf der Seite 1557 und reicht bis zur Seite 1573. Speicherplatz in Datenbanken war früher ein sehr kostbares Gut und so wurde auf nicht unbedingt notwendige Angaben möglichst verzichtet, da die Information „1557-73“ dem geübten Literatursuchenden reicht. Ebenso wurden lange Titel der Zeitschriften abgekürzt und sind auch heute noch in einer abgekürzten Form in den Datenbanken enthalten.
- Die älteste wissenschaftliche Zeitschrift, in der Forscher auch heute noch publizieren können, ist „Philosophical Transactions of the Royal Society“. Das Journal wurde 1665 gegründet und erscheint auch heute noch regelmäßig. Die Erstausgabe und weitere alte Jahrgänge wurden retrodigitalisiert und stehen kostenlos im Internet zur Verfügung. Die Anzahl wissenschaftlicher Journale ist inzwischen enorm gestiegen und geht nun in die Zehntausende.

Die Elektronische Zeitschriftenbibliothek (EZB) als Zugang zum Volltext

Sie haben sich ein Literaturzitat notiert und wollen nun auf die in der Quellenangabe genannte Zeitschrift im Internet zugreifen, um an den gewünschten Artikel zu kommen. Die beste Methode diese elektronische Zeitschrift zu finden, ist der Zugang über die EZB, das ist der Katalog der e-Journals der Universitätsbibliothek.

InfoBOX

Die Elektronische Zeitschriftenbibliothek (EZB) dient zum raschen Auffinden von wissenschaftlichen Volltextzeitschriften aller Fachgebiete im Internet. Sie beinhaltet derzeit rund 87.000 Titel, davon fast 18.000 reine Online-Zeitschriften. Volltexte in etwa 54.000 Fachzeitschriften sind frei oder teilweise frei zugänglich. Rund 5.200 kostenpflichtige elektronische Journale stehen durch Vertragsabschlüsse der Bibliothek mit den Verlagen zur Verfügung. Diese abgeschlossenen Lizenzverträge gewähren den Zugang zum Zeitschrifteninhalt für Computer, die an das wissenschaftliche Netz der Medizinischen Universität Wien angeschlossen sind und Zugriff für alle Angehörigen der Universität via Remote Access. Die Datenpflege in der EZB wird von mehr als 600 Bibliotheken kooperativ durchgeführt, darunter auch die Universitätsbibliothek der Medizinischen Universität Wien.

Suchmöglichkeiten:

- Auflistung der Journale von A-Z
- Auflistung der Journale nach Fachgebieten, wobei aber das Fach Medizin nicht weiter untergliedert ist
- Erweiterte Suche mit vielen Abfrage- und Filtermöglichkeiten wie zum Beispiel Zeitschriftenname, Verlag, ISSN, Fachgebiet und Zugänglichkeit des Volltextes
- Schnelle Suche mit dem Namen oder einer Namensabkürzung der Zeitschrift
- Suche nach Bibliotheken die Zugriff auf das eJournal bieten

Das folgende Beispiel demonstriert die Verwendung der EZB, ausgehend von einem Literaturzitat der Datenbank PubMed. Gesucht wird nach dem Volltext des Artikels mit der PMID 11875481, über den Nobelpreisträger Max Ferdinand Perutz.

Infobox

Jeder Artikel in PubMed erhält bei der Erfassung einen Identifikator, die sogenannte PMID. Es handelt sich dabei um eine unveränderbare Nummer, die immer auf diesen einen Eintrag verweist. Anstatt des Literaturzitats kann anderen auch einfach nur die PMID geschickt werden, da der Artikel einfach und eindeutig mit dieser Nummer in PubMed gefunden werden kann.

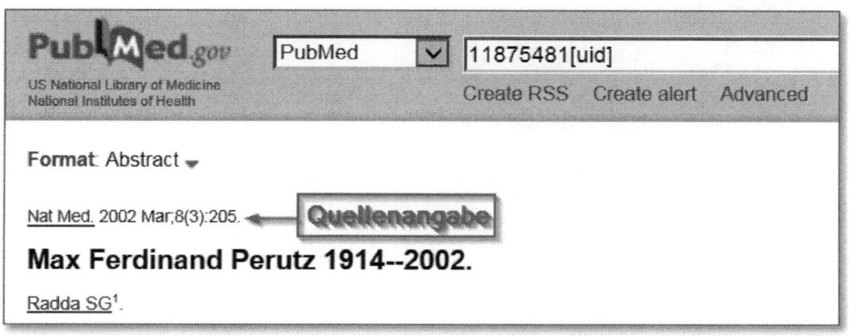

Den vollen Namen der Zeitschrift, in der dieser Artikel publiziert wurde, verrät PubMed, wenn der Mauszeiger auf dem abgekürzten Namen des Journals in der Quellenangabe steht. Im obigen Beispiel handelt es sich also um die Zeitschrift „Nature Medicine“, die nun im Katalog der eJournals gesucht wird. ACHTUNG: In diesem Katalog kann nur nach dem Namen der Zeitschrift gesucht werden und nicht nach dem Titel des Artikels! Die EZB ist am einfachsten über die Homepage der Universitätsbibliothek der Medizinischen Universität Wien zu erreichen. Ein Klick auf den Link „eJournals/EZB“ im Menü „Recherche“ öffnet die Suchoberfläche.

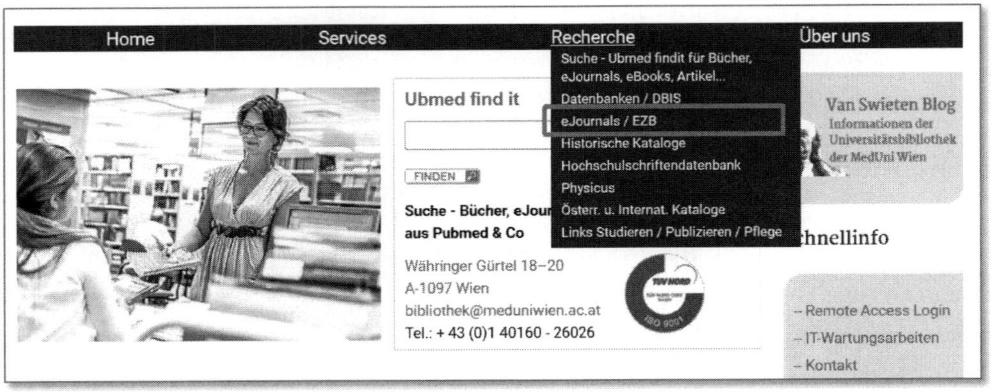

Es ist natürlich möglich, die EZB mit den abgekürzten Namen der Zeitschriften zu durchsuchen. Allerdings ist das nicht immer sinnvoll, denn die Suchabfrage „Nat Med“ ergibt 336 Treffer. Hier ist es besser mit dem vollen Namen „Nature Medicine“ zu suchen, um eine kurze und übersichtliche Trefferliste zu erhalten.

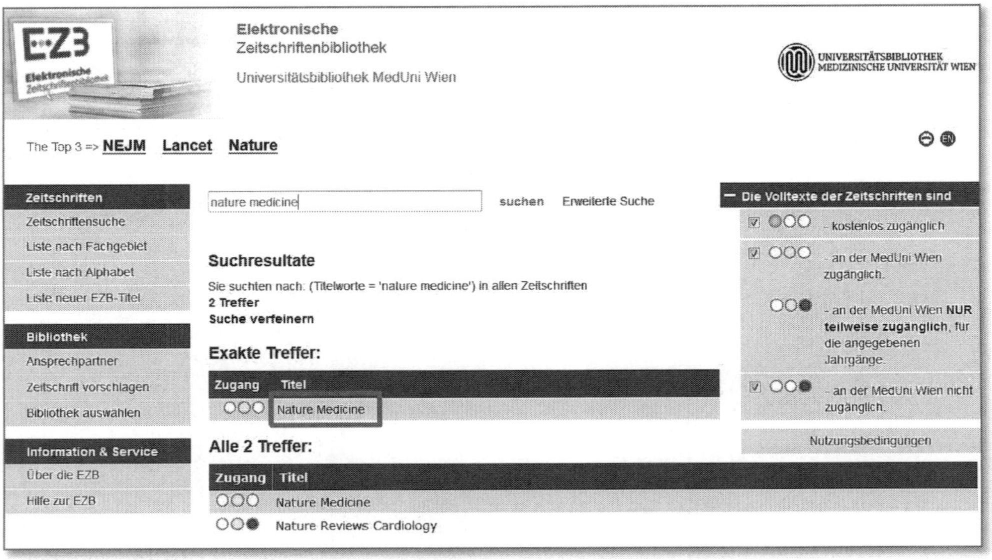

Durch die Suche mit dem vollen Namen der Zeitschrift wird über der eigentlichen Trefferliste der exakte Treffer mit den übereinstimmenden Suchbegriffen angezeigt.

Die Ampelfarben vor dem Zeitschriftentitel geben Auskunft über die Verfügbarkeit des elektronischen Volltextes. Die gelbe Ampel bedeutet, dass bestimmte Jahrgänge der Zeitschrift online gelesen werden können, da die Universitätsbibliothek einen Vertrag über die Zugriffsrechte mit dem Verlag abgeschlossen hat und Lizenzgebühren zahlt. Nach einem Klick auf den Zeitschriftentitel werden die lizenzierten Jahrgänge angezeigt, auf die zugegriffen werden kann, sowie weitere Detailinformationen über das eJournal „Nature Medicine".

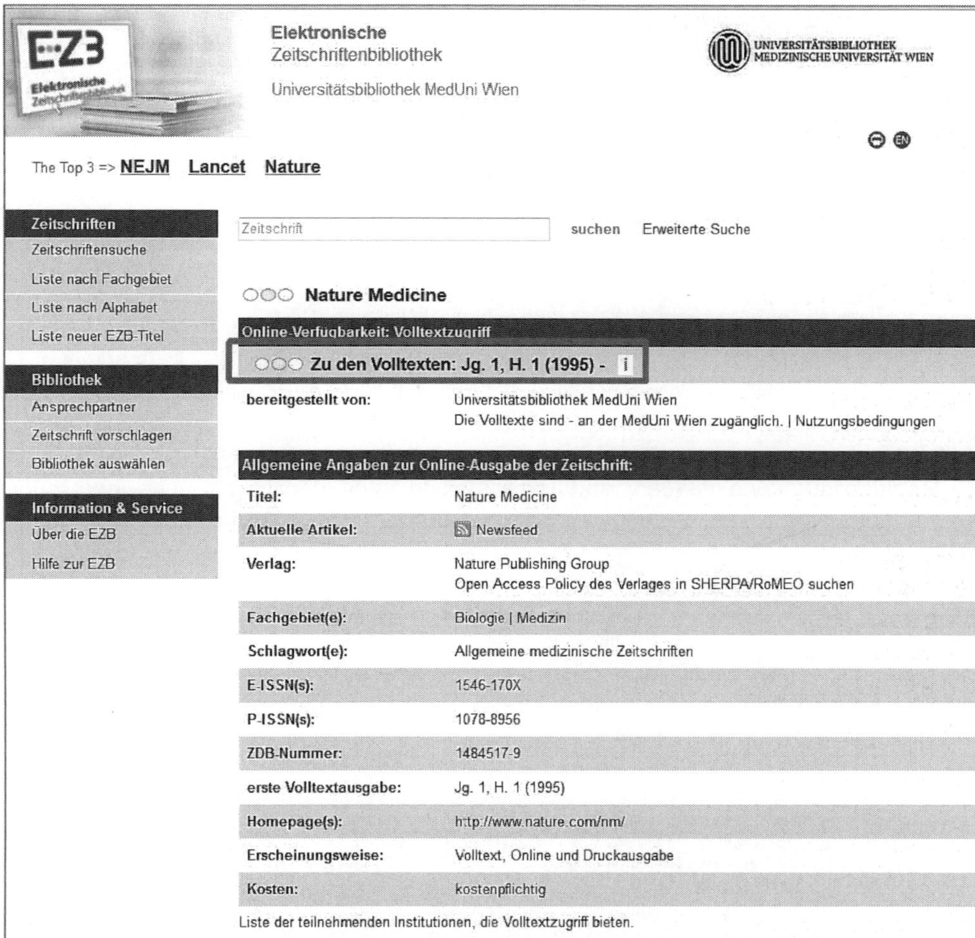

Es ist nun ersichtlich, dass die Zeitschrift „Nature Medicine" ab dem ersten Heft des ersten Bandes aus dem Jahr 1995 bis zur momentan aktuellen Ausgabe, sprich über den kompletten Erscheinungszeitraum, im Internet lesbar ist. Ein Klick auf den Link mit dem gelb gekennzeichneten Lizenzzeitraum *„Zu den Volltexten: Jg. 1, H. 1 (1995) –"* leitet aus der EZB heraus zur Homepage des eJournals weiter.

InfoBOX

In der Detailansicht der EZB steckt für jedes e-Journal eine Menge an zusätzlicher Information. Neben dem Verlag und einer fachlichen Zuordnung scheint die Internationale Standardseriennummer (ISSN) für die elektronische und gedruckte Ausgabe auf. Diese achtstellige Zeichenkombination ist einer Zeitschrift fest zugeordnet und erleichtert die gezielte Suche in Katalogen.

Der Link hinter der ZDB-Nummer führt zu einer Zeitschriftendatenbank mit noch ausführlicheren Informationen über dieses Journal und einer Auflistung von Bibliotheken mit einem Abonnement. Die Titelhistorie weist auf Vorgänger der Zeitschrift hin, und ist hilfreich, falls ältere Artikel gesucht werden. Weiters scheinen die URL zur Homepage, die Ausgabeformate des Journals und Hinweise auf kostenpflichtige und freie Inhalte auf.

Der ganz unten aufscheinende Link „Liste der teilnehmenden Institutionen, die Volltextzugriff bieten" zeigt, welche Bibliotheken Zugriff auf dieses e-Journal haben. Eine sehr nützliche Liste, wenn die gesuchte Zeitschrift nicht an der eigenen Institution zugänglich ist (Details dazu im Kapitel „Alternative Wege zum Volltext").

Durch Anklicken des Lizenzzeitraums wird die Homepage der Zeitschrift geöffnet, wo dann der gewünschte Artikel mit den weiteren Informationen aus der Quellenangabe gesucht werden muss. Die Internetseiten der eJournals sind oft sehr unterschiedlich gestaltet, meist hilft es aber, nach Menüpunkten wie zum Beispiel „Issues" oder „Archives" zu suchen. Bei der Zeitschrift „Nature Medicine" gibt es sogar mehrere Möglichkeiten dem Artikel zu bekommen. Einerseits kann auf die verfügbaren Hefte der Zeitschrift zugegriffen werden, andererseits kann auch über das Suchsymbol Lupe, rechts oben, nach dem Autor oder dem Artikel oder einer Kombination aus beidem gesucht werden. Zusätzlich gibt es dort auch noch eine erweiterte Suche, die verschiedene Suchfelder und Filter miteinander verbindet, und so eine präzise Trefferliste liefern kann.

Im folgenden Beispiel wird vorgezeigt, wie der Artikel über die hier relativ umständliche Heftauswahl gefunden werden kann. Zuerst wird das kryptische Menüsymbol [^] links oben angeklickt und in der darauf folgenden Ansicht wählt man den Link „Browse Issues".

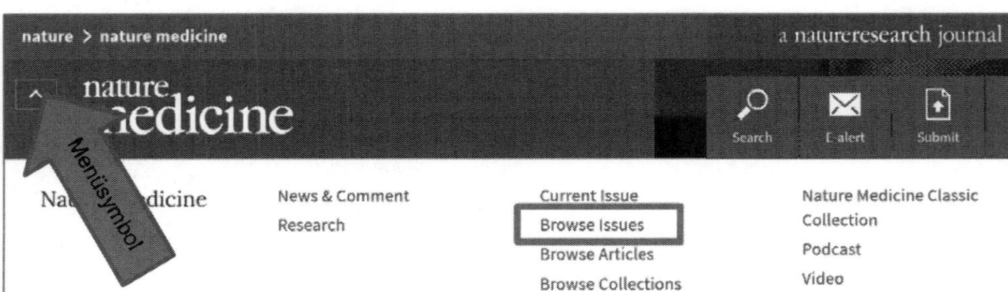

Die darauf folgende Seite zeigt nur die Titelblätter der Hefte des aktuellen Jahrganges, aber ein Klick auf den Link „All Volumes" führt zu einer Übersicht der verfügbaren Bände (Volumes).

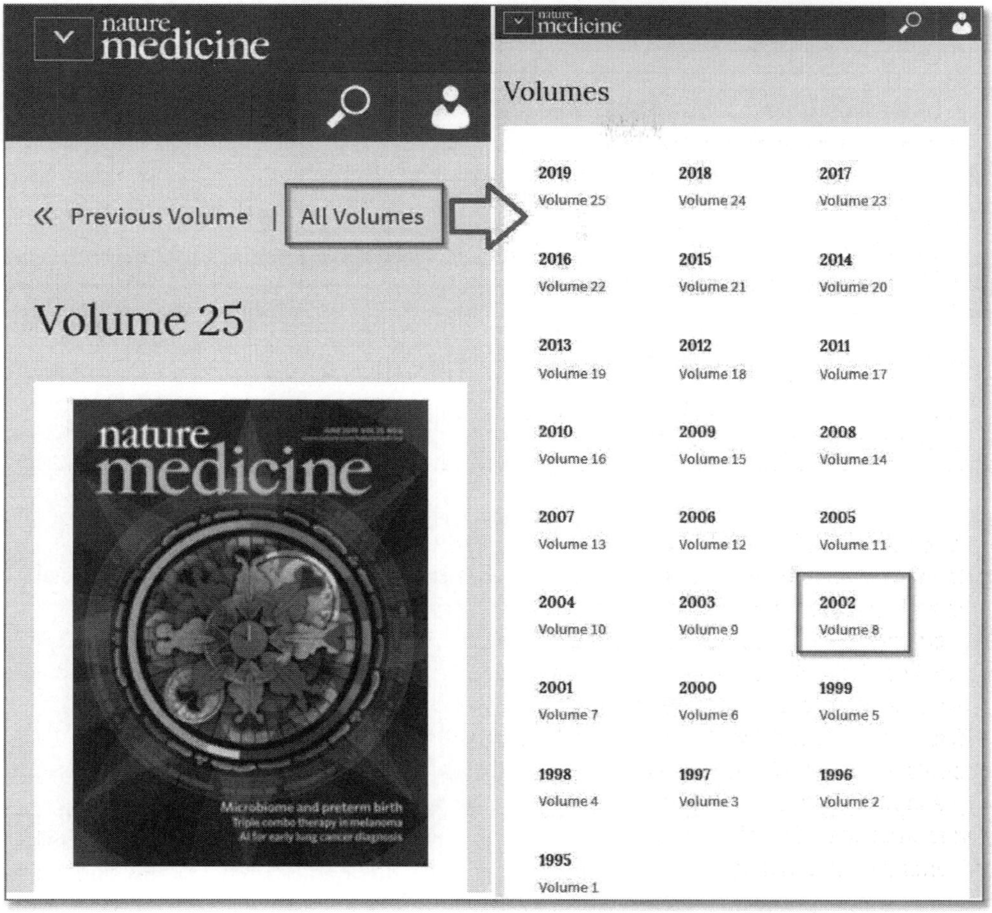

Der gesuchte Artikel wurde laut Quellenangabe im Jahr 2002, im Volume 8, im Heft Nummer 3, auf der Seite 205 veröffentlicht. Wird nun das entsprechende Volume und danach das gesuchte Heft angeklickt, werden alle in diesem Heft erschienenen Artikel angezeigt. In diesem Inhaltsverzeichnis findet man dann das gesuchte Paper anhand des Titels.

Der gesamte Artikel (Volltext) wird nun im Format HTML am Bildschirm angezeigt. In dieser Darstellung kann der Text mit weiteren Verlinkungsmöglichkeiten und zusätzlichem Material, wie zum Beispiel Rohdaten, Bildern, Videos oder Präsentationen angereichert sein. Das PDF-Format hingegen zeigt die elektronische Version des Papers mit den richtigen Seitenangaben für das Zitieren, wie in der gedruckten Ausgabe. Für das Herunterladen, Ausdrucken, Lesen und Zitieren bietet sich also das PDF-Format an.

> **InfoBOX**
>
> Bitte beachten Sie die Nutzungsbedingungen des Verlages/Herausgebers, bzw. das Urheberrecht. Für kostenpflichtige Verlagsangebote gilt allgemein:
>
> - Zugriff auf die Volltexte ist ausschließlich Angehörigen und Studierenden der Medizinischen Universität Wien gestattet.
> - Die Volltexte der Artikel dürfen nur zum persönlichen Gebrauch und zu Forschungszwecken ausgedruckt oder gespeichert werden.
> - Systematischer Download von Artikeln oder Suchresultaten, insbesondere durch Robots, ist untersagt.
> - Artikel dürfen weder elektronisch noch in gedruckter Form an Dritte weitergegeben werden

Die Linking-Software als bibliothekarisches Navi

Wie gerade gezeigt liefert bei der klassischen Vorgangsweise einer Recherche eine Literaturdatenbank zuerst die Quellenangabe. In einem zweiten Schritt wird aus den Bibliothekskatalogen der Speicherort (URL) der elektronischen Zeitschrift geholt. Erst die Quellenangabe aus dem Literaturzitat **plus** die URL aus den Bibliothekskatalogen führen letztendlich zum Volltext.

Bequemer funktioniert das mit der Linking-Software der Universitätsbibliothek. Integriert in PubMed oder anderen Literaturdatenbanken, führt sie die Quellenangabe und die Daten aus den Bibliothekskatalogen in einfacher Weise zusammen. Das ermöglicht eine rasche, automatisierte Navigation aus der Recherche heraus zum elektronischen Volltext. Sollte der elektronische Volltext an der Bibliothek nicht zur Verfügung stehen, wird die softwareunterstützte Literaturbestellung angeboten. Weiterführende Links zu elektronischen Ressourcen der Bibliothek, wie die Abfrage des "Impact-Factors" der Zeitschrift, liefern zusätzliche Informationen über den Artikel, oder passende Einstiegspfade für die Literaturrecherche in anderen Datenbanken, wie SCOPUS oder Web of Science.

Die Aktivierung dieser sehr hilfreichen Linking-Software in PubMed erfordert lediglich, die Recherche mit einer ganz bestimmten URL zu starten. Diese spezielle Einstiegs-URL befindet sich auf der Homepage der Bibliothek, im Menü „Recherche“, unter dem Menüpunkt „Datenbanken/DBIS“. In der Liste der verfügbaren Datenbanken scheint dann der Eintrag „PubMed + Link zu den Volltexten“ auf. Wird dieser angeklickt und damit die Recherche gestartet, so wird PubMed gemeinsam mit der Linking-Software aufgerufen.

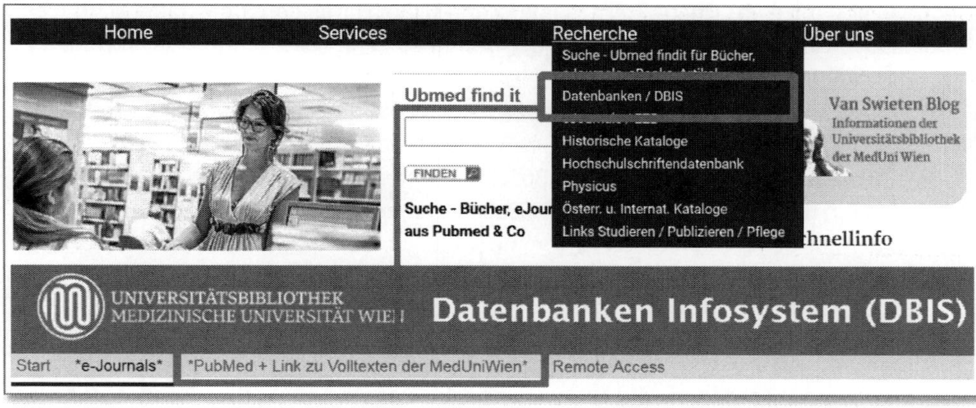

In anderen lizenzierten Literaturdatenbanken, wie zum Beispiel SCOPUS, wird diese Software automatisch gestartet, wenn am Campus der Medizinischen Universität Wien gearbeitet oder über den Remote Access zugegriffen wird.

Die Linking-Software vereinfacht die Suche

Das folgende Beispiel einer Literaturrecherche soll die Verwendung der Linking-Software erklären. Mit dem richtigen Einstieg in PubMed, über die Datenbankenliste auf der Homepage der Bibliothek, wird die Linking-Software aktiviert. Es wird nach Artikeln, die das Wort „science" und das Wort „medicine" im Aufsatztitel enthalten gesucht (Suchabfrage vom 21. Mai 2019):

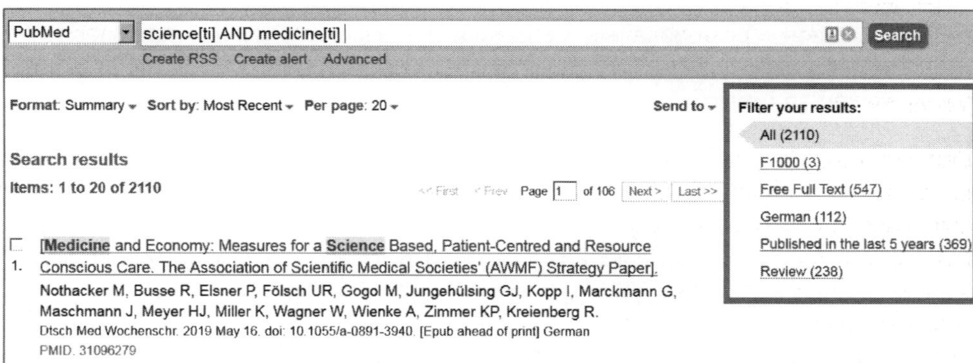

Die eingegebenen Suchbegriffe werden in der Ergebnisanzeige grün markiert. Auf dieser ersten Ebene der Trefferliste stehen auf der rechten Seite bereits zusätzliche Filter zur Verfügung, die bei der Auswahl der Literaturzitate helfen:

- **All:** Das sind alle ungefilterten 2110 Treffer der Suchabfrage *science[ti] AND medicine[ti]* vom 21. Mai 2019.
- **F1000:** In der Datenbank *Faculty of 1000* gibt es drei Artikel aus der Trefferliste, die dort von einem Forscher kommentiert und beurteilt wurden.

- **Free Full Text:** Bei 547 Zitaten der Trefferliste gibt es eine frei zugängliche Online-Version des Artikels, die der Verlag kostenlos via Internet zur Verfügung stellt.
- **German:** 112 Zitate verweisen auf Artikel, die in deutscher Sprache veröffentlicht wurden. Ein englisches Abstract ist normalerweise in PubMed enthalten.
- **Published in the last 5 years:** 369 Treffer beziehen sich auf Literatur, die in den letzten 5 Jahren publiziert wurde (PubMed enthält ja Hinweise auf medizinische Literatur über einen Zeitraum von mehr als 200 Jahren).
- **Review:** Die Trefferliste enthält 238 sogenannte Review-Artikel, die andere Arbeiten in einer Übersichtsarbeit zusammenfassen.

Wird nun aus der Trefferliste die Detailanzeige für den Artikel mit dem Titel *"A decade of Science Translational Medicine."* ausgewählt, so tauchen neben dem Literaturzitat Buttons auf, die für dieses Zitat Links zum elektronischen Volltext und zu weiteren Informationsquellen anbieten:

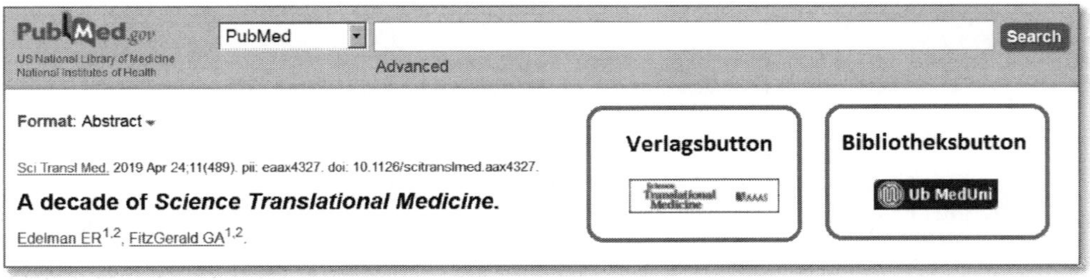

Der linke Button, der sogenannte Verlagsbutton, taucht in PubMed auf, unabhängig davon, ob es tatsächlich einen Zugang zum Volltext gibt oder nicht. Der Klick auf den Verlagsbutton, in diesem Fall ein Button der American Association for the Advancement of Science, führt auf die Homepage der Zeitschrift im Internet. Hat die Bibliothek mit dem Verlag einen kostenpflichtigen Vertrag über die Nutzung der Zeitschrifteninhalte abgeschlossen, dann führt der Link des Verlagsbuttons auch tatsächlich zum elektronischen Volltext. Gibt es keine Vereinbarung zwischen Verlag und Bibliothek, führt der Versuch, den Artikel auf der Verlagsplattform zu lesen, zu der Aufforderung sich zu registrieren und das Zugangsrecht per Kreditkarte zu kaufen (siehe auch das Kapitel "Alternative Wege zum Volltext").

Der rechte Button, der Bibliotheksbutton, taucht immer auf, wenn die spezielle Einstiegs-URL für PubMed aus der Liste der Datenbanken der Bibliothek ausgewählt wurde. In anderen Literaturdatenbanken wird die Linking-Software der Bibliothek automatisch aktiviert. Der Klick auf den Bibliotheksbutton öffnet ein Bildschirmfenster, in dem zum Literaturzitat passende Verlinkungsmöglichkeiten zu elektronischen Ressourcen der Universitätsbibliothek angeboten werden, vergleichbar mit einem Informationsbibliothekar, der im Lesesaal um Auskunft gefragt werden kann. Für das oben abgebildete Literaturzitat sieht das Bildschirmfenster dann so aus:

Full text available at: Verlag AAAS (Lizenz: Bibliothek der MedUni Wien)
This eJournal is available starting from year 2009 / volume 1 / issue 1.

===== Additional services: =====

• Elektronische Zeitschriftenbibliothek der MedUni Wien
* oder Uni Wien
* oder VetMed Wien
* oder FH Campus Wien
INFO: Suche nach diesem eJournal in verschiedenen Bibliothekskatalogen
Der Zugang zum Volltext ist nur am jeweiligen Uni-Campus möglich!

• Literaturlieferdienst UBMed
INFO: Link zum Bestellformular der Bibliothek (kostenpflichtig).

• Zitierungen SCOPUS
INFO: Sucht den Artikel in der Datenbank SCOPUS und zeigt die Anzahl der Zitierungen an

• Zitierungen Web of Science
INFO: Sucht den Artikel in der Datenbank Web of Science und zeigt die Anzahl der Zitierungen an

• Impact Factor IF
INFO: Suche nach dem IF der Zeitschrift in der Datenbank "Journal Citation Report"

• Google Scholar
INFO: Suche in Google Scholar mit dem Titel des Artikels.

• Feedback an die UBMed
INFO: Link zum Webformular für Feedback an die Universitätsbibliothek der MedUni Wien

Zum jeweiligen Literaturzitat passend, können hier die folgenden Verlinkungen zu Ressourcen der Bibliothek auftauchen:

- **Full text available at:** Direkter Link zum elektronischen Artikel in einem lizenzierten eJournal der Universitätsbibliothek.
- **Elektronische Zeitschriftenbibliothek der MedUni Wien:** Dieser Link führt eine Abfrage des Kataloges der elektronischen Journale (EZB) der Universitätsbibliothek aus. Das Ergebnis zeigt, ob es eine elektronische Version der Zeitschrift gibt, und ob der Online-Zugang möglich ist. Details zum Katalog der e-Journals finden sich im Kapitel „Die Elektronische Zeitschriftenbibliothek als Zugang zum Volltext".
  Weiters können die Bestandsangaben dieser Zeitschrift von den Bibliotheken der Universität Wien, der VetMed Wien und des FH Campus Wien abgerufen werden. Falls diese Universitätsbibliotheken Zugang zum gesuchten Volltext bieten, kann dieser an der jeweiligen Institution vor Ort gelesen werden. Informationen, wie externe Nutzer an diesen Bibliotheken auf eJournals zugreifen können, finden sich auf den jeweiligen Homepages, oder können telefonisch erfragt werden.
- **Literaturlieferdienst UBMed:** Ist der Artikel weder online noch gedruckt zu bekommen, kann der kostenpflichtige Literaturlieferdienst der Universitätsbibliothek beauftragt werden, den Artikel von einer anderen Bibliothek zu bestellen. Bei einem Klick auf diesen Link öffnet sich das Bestellformular.

Details zum Literaturlieferdienst finden sich im Kapitel „Der Literaturlieferdienst hilft weiter".

- **Zitierungen Scopus:** Der Link stößt eine Zitierungsrecherche für den Artikel in der Literaturdatenbank „*SCOPUS*" an. Das Resultat der automatischen Suche sind dann Fachartikel, die den obigen Artikel *"A decade of Science Translational Medicine."* in ihren Referenzen angeben. Autoren anderer wissenschaftlicher Arbeiten haben also diesen Artikel für die Erstellung ihrer eigenen Arbeit verwendet. Die Trefferliste der Zitierungsrecherche enthält oft Hinweise auf weitere Literatur über das gesuchte Forschungsthema. Eine Abfrage der Zitierungen ergibt bei sehr neuen Artikeln nur selten Treffer, da es in der Regel zumindest einige Monate dauert, bis publizierte Forschungsliteratur zu neuen Veröffentlichungen führt.
- **Zitierungen Web of Science:** Der Link stößt eine Zitierungsrecherche für den Artikel in der Literaturdatenbank „*Web of Science*" an. Die Trefferliste kann durchaus anders sein als die gleiche Recherche in der Literaturdatenbank SCOPUS, da die beiden Datenbanken unterschiedliche Fachzeitschriften auswerten.
- **Impact Factor IF:** Dieser Link führt zur Abfrage des Impact Factors der Zeitschrift „Science translational medicine" in der der Artikel veröffentlicht wurde. Je höher der Impact Factor einer Zeitschrift, desto häufiger werden im Durchschnitt Artikel aus der betreffenden Fachzeitschrift von anderen Autoren für weitere Publikationen verwendet. Indirekt könnte man daraus Rückschlüsse auf die Qualität des Artikels ableiten. Allerdings muss bei der Beurteilung von einzelnen Artikeln mittels Impact Factor vorsichtig vorgegangen werden, da es sich um einen statistischen Wert für das gesamte Journal handelt.
- **Google Scholar**: Der Artikel wird im Internet mit der Suchmaschine „Google Scholar" gesucht, eine weitere Möglichkeit um an den Volltext zu kommen, oder weitere Informationen zu suchen.
- **Feedback an die UBMed:** Dieser Link führt zu einem Online-Formular, über das Anregungen, Zugangsprobleme oder sonstige Kommentare an die Bibliothek gesendet werden können.

Mit dem Remote Access zum Volltext

Von zu Hause aus, bzw. von PCs aus, die nicht an das Computernetz der Medizinischen Universität Wien angeschlossen sind, ist der direkte Zugriff auf die lizenzierten eJournals, eBooks und Datenbanken der Universitätsbibliothek nicht möglich. Die Bibliothek stellt in Zusammenarbeit mit dem Rechenzentrum (ITSC) der Medizinischen Universität Wien für diesen Fall einen Remote Access Server mit der Software „EZproxy" zur Verfügung, über den dann der Datenverkehr zwischen Verlag und Benutzer abgewickelt wird. Der Remote Access muss zuerst aktiv aufgerufen werden, um danach von der Homepage der Bibliothek aus weiter zu den e-Ressourcen gehen zu können.

Den Link zum Log-in befindet sich auf der Startseite der Bibliothek, rechts, im Block „Schnellinfo".

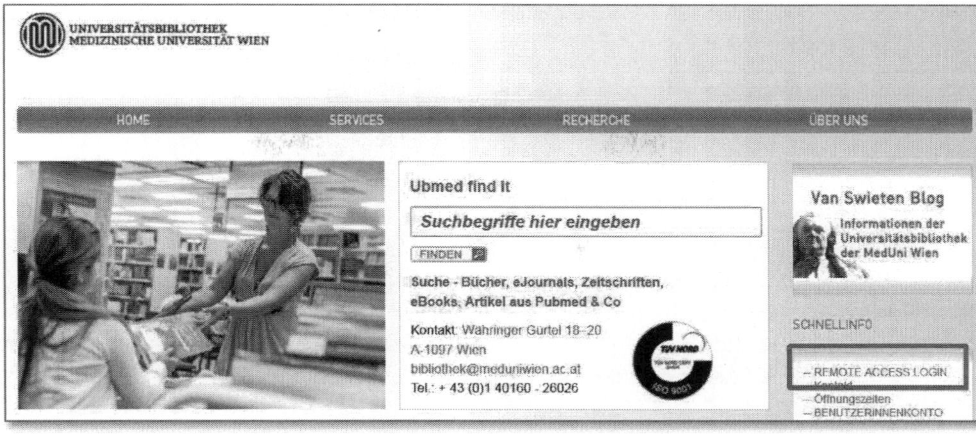

Es folgt eine Aufforderung seine MUW-UserID/MUW-StudID und das Passwort einzugeben, da nur Angehörige und Studierende der Medizinischen Universität Wien diesen Remote Access nutzen dürfen.

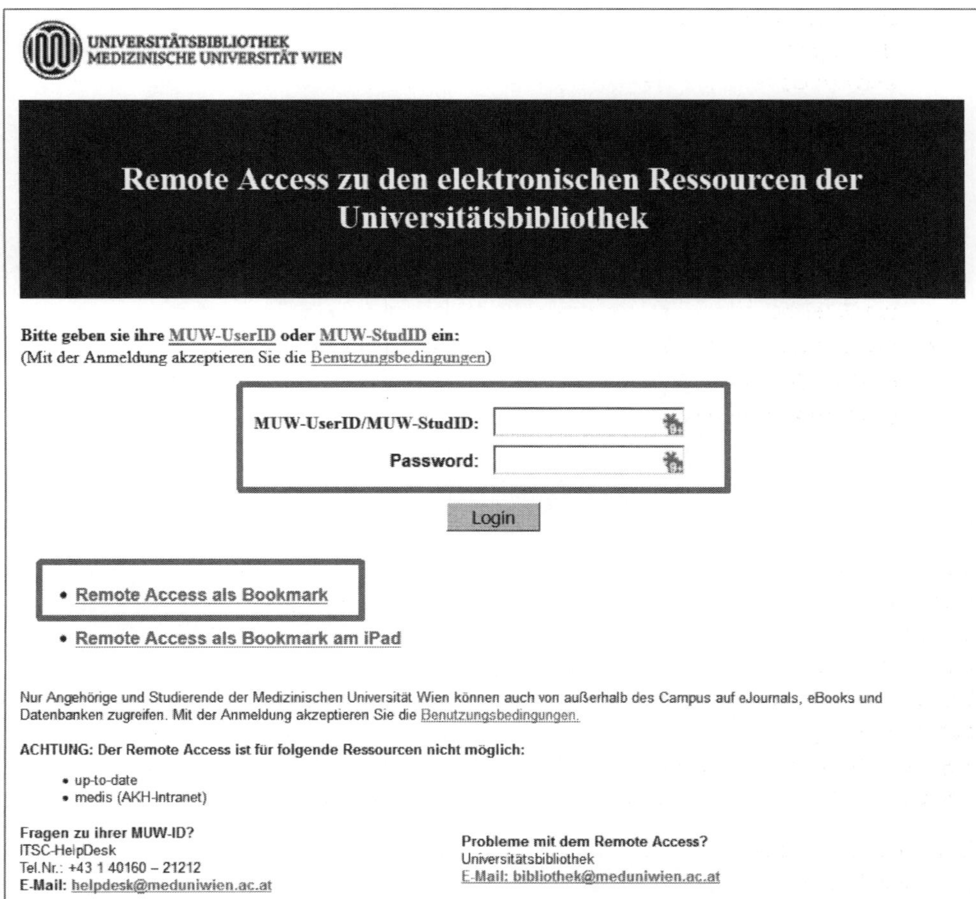

Auf der Seite für den Log-in wird auf die Möglichkeit hingewiesen, den Remote Access mittels Bookmark zu nutzen. Dieses sehr nützliche Feature wird nach der Beschreibung des üblichen Zuganges näher erklärt werden.

Werden die Daten beim Log-in akzeptiert, so wird zunächst die Startseite der Bibliothek neu geladen. Zwei Hinweise zeigen aber an, dass der Datenverkehr bereits über den Remote Access Server läuft. Der Text im Feld „Schnellinfo" bestätigt den Log-in und bietet überdies die Möglichkeit, den Remote Access wieder zu beenden. Auch die URL in der Browserzeile hat sich verändert. Der URL-Zusatz „ez.srv.meduniwien.ac.at" bleibt solange auf allen weiteren Internetseiten erhalten, solange der Datenverkehr über den Remote Access Server läuft und solange lizenzierte Ressourcen der Bibliothek genutzt werden.

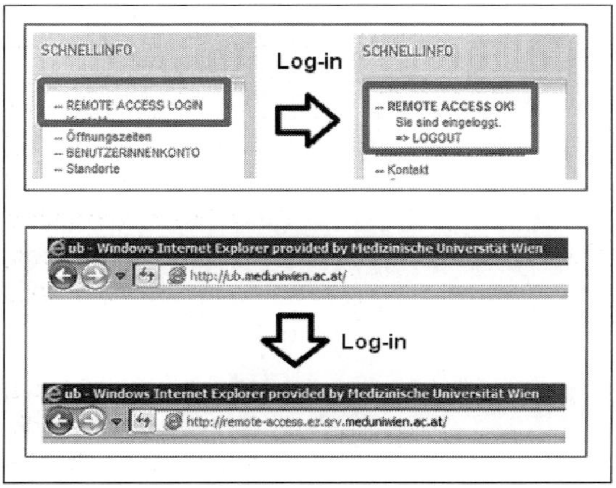

Am besten werden nach dem Log-in von der Startseite der Bibliothek aus die gewünschten elektronischen Ressourcen angesteuert, entweder über den Hauptkatalog mit „UBMed-find-it" oder über die Spezialkataloge für eJournals (EZB) und Datenbanken (DBIS), die sich im Menü „Recherche" befinden.

InfoBOX
Einschränkungen:

- Nach 60 Minuten Inaktivität wird die Verbindung zum Remote Access Server unterbrochen. Ein neuerlicher Log-in ist danach nötig.
- Das Limit beim Download liegt derzeit bei einem Datenvolumen von 2GB innerhalb von 10 Minuten. Wird dieser Wert überschritten, so erfolgt eine automatische Zugangssperre für 15 Minuten.
- Am Campus der Medizinischen Universität Wien verweigert der Remote Access seine Dienste, da er ja nicht benötigt wird, solange der PC an das Computernetz der Universität angeschlossen ist.
- Weiters lässt sich der Remote Access nicht verwenden für nicht lizenzierte Ressourcen (rote Ampelfarbe), für ohnehin freie eJournals, eBooks und Datenbanken und auch nicht für Internetplattformen, wie zum Beispiel Google oder Facebook.
- Der Remote Access steht ausschließlich den Angehörigen und Studierende der Medizinischen Universität Wien zur Verfügung. Ein Zugriff auf die lizenzierten eJournals, eBooks und Datenbanken für externe Nutzer von anderen Einrichtungen ist lizenzrechtlich untersagt.

Das Feature „Remote Access via Bookmark“ beschleunigt den Zugriff auf lizensierte elektronische Medien der Bibliothek, speziell wenn die Literatursuche auf frei zugänglichen Plattformen gestartet wurde, wie zum Beispiel PubMed, Google und Google Scholar, oder wenn Literaturzitate via E-Mail, Alerts oder Web-Feeds verschickt werden. Das dem Feature hinterlegte, sogenannte Bookmarklet, macht nichts anderes, als die momentan am Bildschirm angezeigte Internetseite über den Remote Access Server umzuleiten, nach vorheriger Abfrage von User-ID und Passwort.

Wenn also zu Hause eine E-Mail eintrifft, mit einem Link zu einem empfohlenen aktuellen Artikel aus der Fachzeitschrift *NEJM*, so kann der längere Weg über die Startseite der Bibliothek umgangen werden. Vom Link in der E-Mail ausgehend, wird der gesuchte Artikel direkt aufgerufen. Zunächst wird der Zugang zum Volltext nicht erlaubt, da der PC zu Hause nicht an das Computernetz der Medizinischen Universität Wien angeschlossen ist. Wenn dann aber das Bookmarklet „Ezproxy“ in der Favoritenleiste ausgewählt wird, wird die Webseite mit dem Artikel über den Remote Access Server umgeleitet. Nach Abfrage von User-ID und Passwort ist der Volltext erhältlich.

Das Einfügen dieser direkteren Zugriffsmöglichkeit in den eigenen Browser ist denkbar einfach, aber doch von Programm zu Programm verschieden. Nach dem Klick auf den oben erwähnten Link *„Jetzt noch einfacher: Remote Access als Bookmark“*, erscheint eine Seite mit den Anleitungen für die gängigsten Internet-Browser. Der Namen „EZproxy“ des Bookmarklets kann auch noch verändert werden, nachdem man es unter den Favoriten abgespeichert hat.

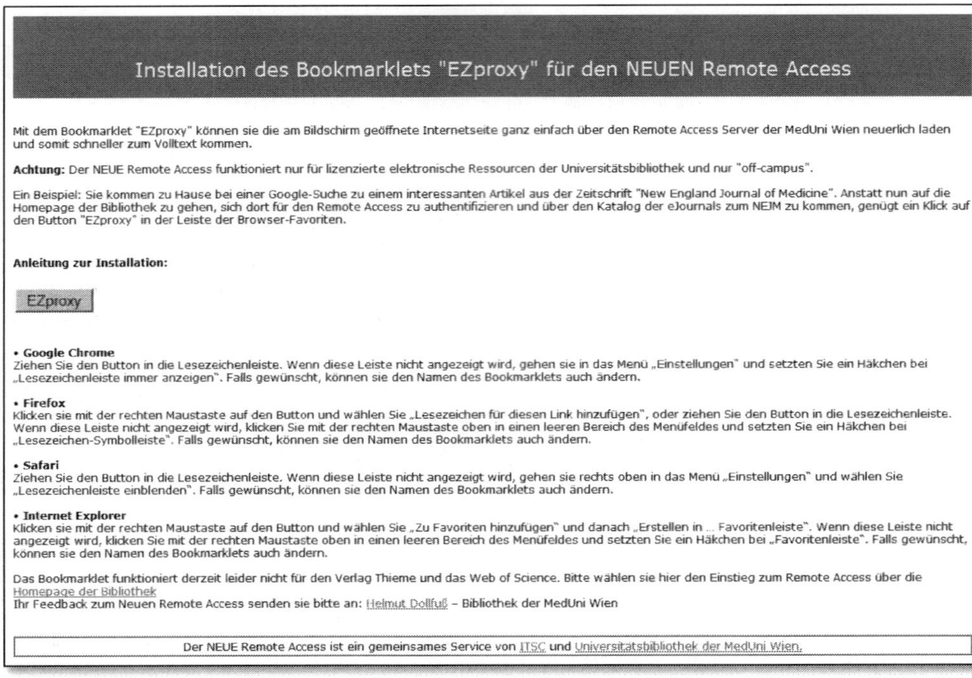

Alternative Wege zum Volltext

Sollte ein gewünschter Artikel nicht verfügbar sein, gibt es auch noch einige alternative Wege um an den Volltext zu gelangen. Im Folgenden werden die wichtigsten Möglichkeiten vorgestellt.

E-Mail an den Autor

Die kostengünstigste Variante, die funktionieren kann, aber nicht muss, ist die E-Mail an den Autor. Die E-Mail Adresse der Autoren bzw. des korrespondierenden Autors kann bei vielen Artikeln beim Abstract gefunden werden, wie im unten abgebildeten Literaturzitat ersichtlich. Natürlich kann nicht erwartet werden, dass jeder Autor jedem, der ihn darum bittet, den Artikel zuschickt. Mitunter kann es auch etwas länger dauern, bis der Volltext auf diesem Weg erhältlich ist.

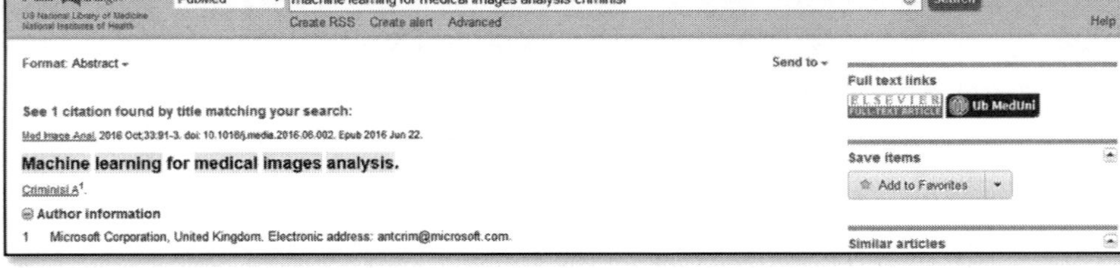

Elektronischen Volltext von anderen Bibliotheken beziehen

Eine Funktion, die bei der Beschaffung des Artikels durchaus hilfreich sein kann, bietet die EZB (Elektronische Zeitschriftenbibliothek). Sollte eine Zeitschrift einen roten Punkt haben und daher an der Medizinischen Universität Wien nicht verfügbar sein, gibt es eine Funktion, die anzeigt, welche anderen Institutionen, die an der EZB teilnehmen, diese Zeitschrift lizenziert haben. Befindet sich eine dieser Bibliotheken in der Nähe oder ist diese leicht erreichbar, kann der Artikel in der jeweiligen Bibliothek vor Ort gelesen werden. Eventuell besteht sogar die Möglichkeit den Volltext auf einen USB-Stick abzuspeichern oder den Artikel als PDF einfach per E-Mail an sich selbst zu schicken. Bitte informieren Sie sich vorher telefonisch oder auf der Homepage dieser Bibliothek über die Zugangsmöglichkeiten zum Volltext für externe Benutzer, da es den Remote Access zu elektronischen Zeitschriften nur für Studierende und Angehörige derjenigen Universität gibt, zu der diese Bibliothek gehört.

Das nachfolgende Beispiel zeigt die Vorgangsweise für einen aktuellen Artikel aus der Zeitschrift „*Cell Research*".

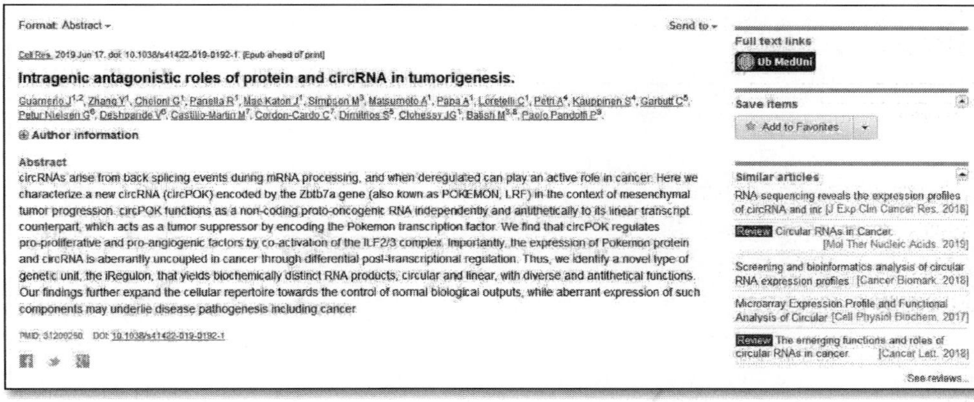

Über den Bibliotheks-Button wird das Linking-Menü aufgerufen. Es wird angezeigt, dass der Volltext über die Bibliothek nicht erhältlich ist (No full text available).

No full text available

===== **Additional services:** =====

- Elektronische Zeitschriftenbibliothek der MedUni Wien
  - * oder Uni Wien
  - * oder VetMed Wien
  - * oder FH Campus Wien

  INFO: Suche nach diesem eJournal in verschiedenen Bibliothekskatalogen
  Der Zugang zum Volltext ist nur am jeweiligen Uni-Campus möglich!

- Literaturlieferdienst UBMed
  INFO: Link zum Bestellformular der Bibliothek (kostenpflichtig).

- Zitierungen SCOPUS
  INFO: Sucht den Artikel in der Datenbank SCOPUS und zeigt die Anzahl der Zitierungen an

- Zitierungen Web of Science
  INFO: Sucht den Artikel in der Datenbank Web of Science und zeigt die Anzahl der Zitierungen an

- Impact Factor IF
  INFO: Suche nach dem IF der Zeitschrift in der Datenbank "Journal Citation Report"

- Google Scholar
  INFO: Suche in Google Scholar mit dem Titel des Artikels.

- Feedback an die UBMed
  INFO: Link zum Webformular für Feedback an die Universitätsbibliothek der MedUni Wien

Nun wird der Link Elektronische Zeitschriftenbibliothek der MedUni Wien aufgerufen und die Zeitschrift in der EZB gesucht. Aus der angebotenen Liste der exakten Treffer wird die gesuchte Zeitschrift „*Cell Research*" ausgewählt. Da in diesem Beispiel die aktuelle Ausgabe gesucht wird, kommt nur der markierte Eintrag mit der roten Ampel in Frage. Ein Klick auf den Titel „*Cell Research*" leitet zur Detailanzeige weiter.

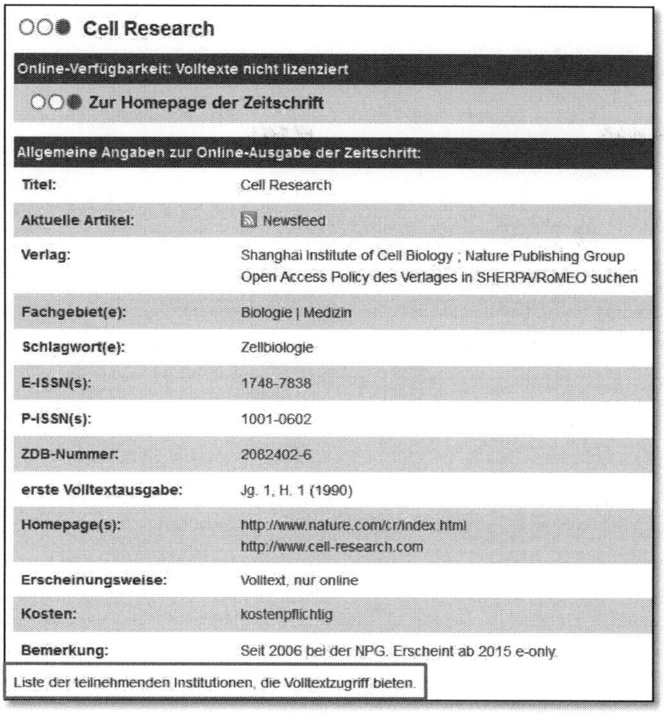

Ganz unten befindet sich der Link *„Liste der teilnehmenden Institutionen, die Volltextzugriff bieten“*. Wird dieser angeklickt, öffnen sich die Informationen, welche andere Bibliotheken Zugriff auf dieses Journal bieten. In der Auswahl sollte automatisch eingestellt sein, dass nach Institutionen in Österreich gesucht wird. Bei der Facette *„Hochschulbibliotheken“* wird nur die Universitätsbibliothek Wien angezeigt. Wird die Facette auf *„andere Einrichtungen“* geändert, wird die Max Perutz Library Wien angezeigt.

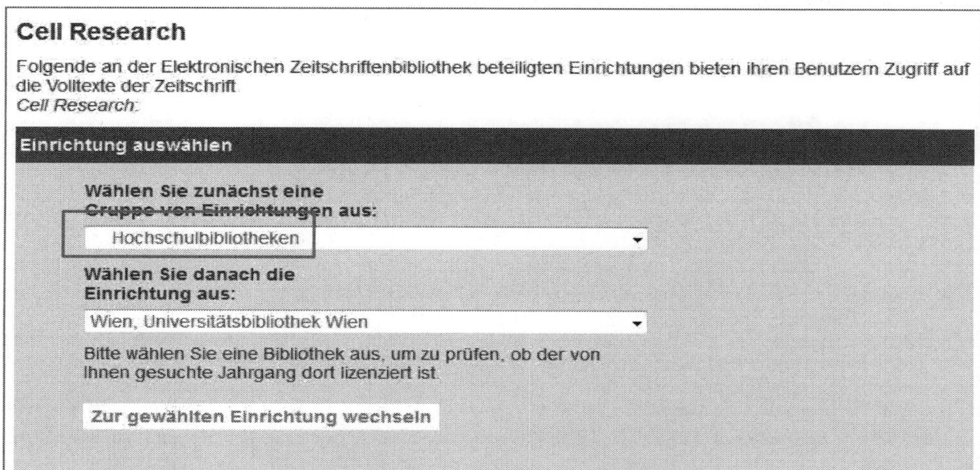

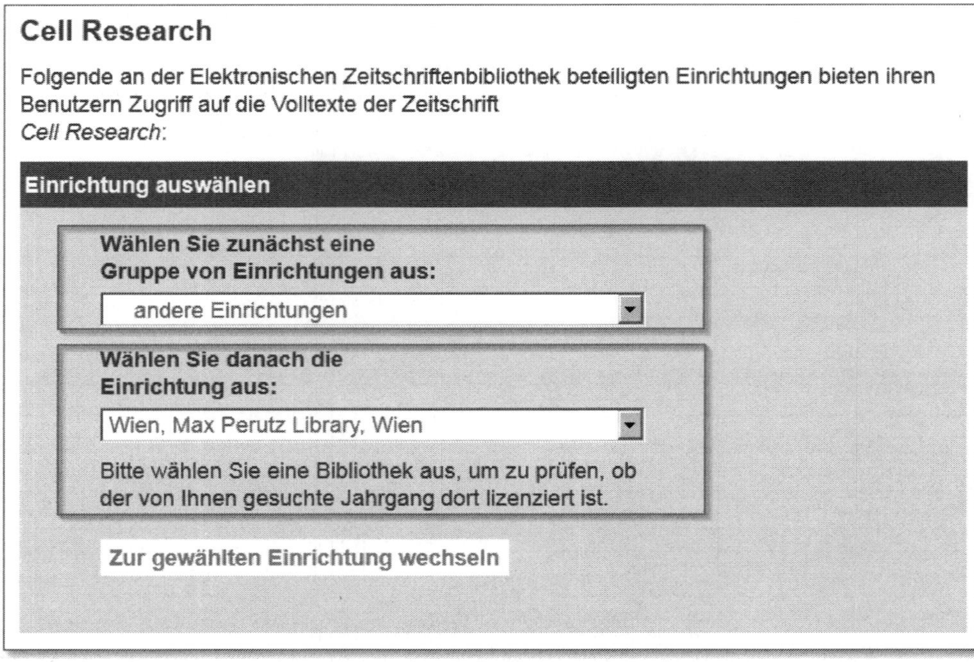

Markieren Sie die Bibliothek der Institution, zu der Sie den einfachsten Zugang haben. In diesem Beispiel wird die Max Perutz Library ausgewählt. Mit dem Button *„Zur gewählten Einrichtung wechseln"* wird die Kataloganischt der ausgewählten Einrichtung aufgerufen.

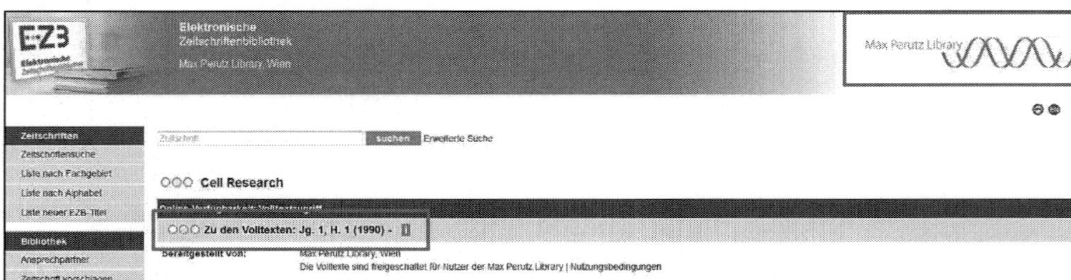

In dieser Ansicht muss dann noch geprüft werden, welche Jahrgänge der Zeitschrift *„Cell Research"* an jener Bibliothek vor Ort verfügbar sind. Sind die passenden Jahrgänge dort zugänglich, muss der Weg zu dieser Einrichtung auf sich genommen werden, denn das e-Journal ist für externe Benutzer nur dort zu lesen.

Volltext aus dem Archiv der gedruckten Zeitschriften

Mit Beginn des Jahres 2013 stellte die Universitätsbibliothek die Versorgung der MedUni Wien mit aktueller Forschungsliteratur auf „E-Only" um. Alle neuen Hefte aus medizinischen Fachzeitschriften sind seitdem nur mehr in der elektronischen Version zugänglich. Die gedruckten Zeitschriften werden nicht mehr abonniert. Der vorhandene, sehr umfangreiche Bestand dieser Printjournale bildet aber ein sehr wertvolles Archiv. Dieses steht den Bibliotheksbenutzern weiterhin zur Verfügung und bietet eine gute

Ergänzung zur jüngeren Kollektion an eJournals, die manchmal nur wenige Jahrgänge zurück reicht.

Ausgehend von einem Literaturhinweis aus PubMed soll die Suche nach gedruckten Zeitschriften im Bibliothekskatalog beispielhaft gezeigt werden. Als Ausgangspunkt dient hierbei der PubMed-Eintrag mit der PMID 21878881:

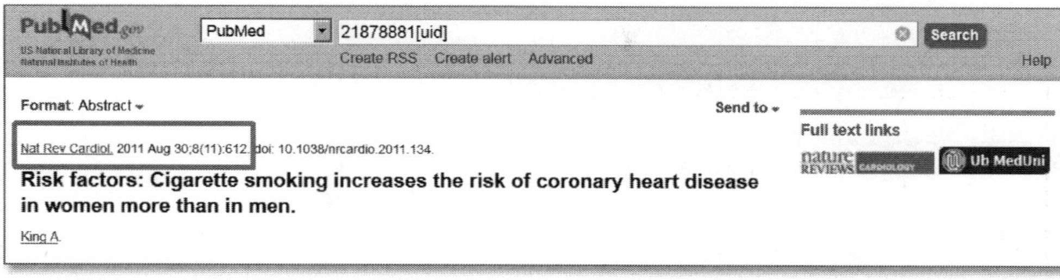

Eine Abfrage des Kataloges der eJournals (EZB) ergibt, dass nur die Jahrgänge ab 2012 der Zeitschrift „*Nature Reviews Cardiology*" zur Verfügung stehen. Es bietet auch keine andere österreichische Bibliothek Zugriff auf den elektronischen Volltext (siehe Kapitel: „Elektronischen Volltext von anderen Bibliotheken beziehen").

Das Ergebnis der Suche mit dem vollen Namen der Zeitschrift im Bibliothekskatalog weist aber auf einen Bestand an gedruckten Heften dieses Journals hin, erkennbar an dem Zeitschriftensymbol und der Trefferüberschrift „Zeitschrift".

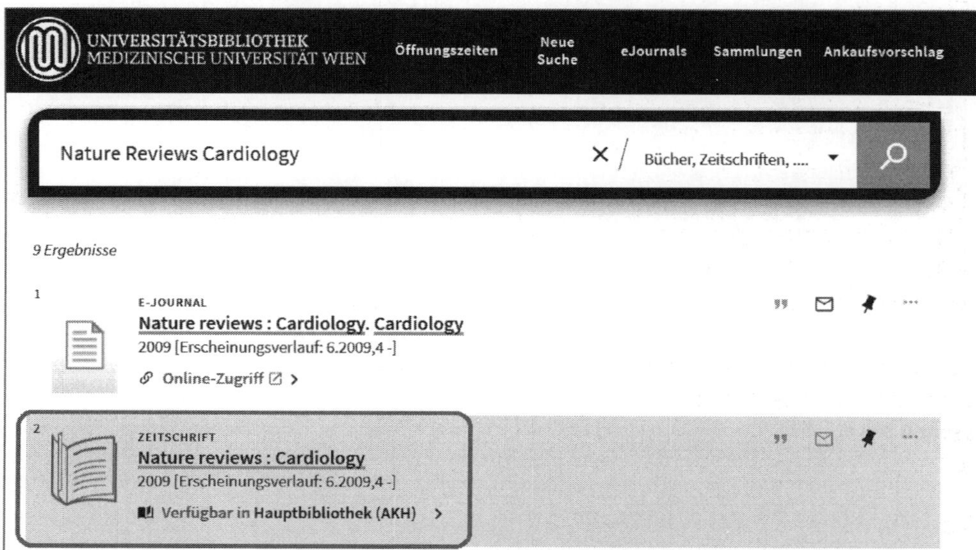

Ein Klick auf den Titel der Zeitschrift oder auf den Link „Verfügbar in…" führt zur Anzeige der in der Bibliothek vorhandenen Bände, die sogenannte Bestandsangabe. Diese informiert über die im Magazin vorhandenen gedruckten Jahrgänge. Bei unklaren oder ungenauen Bestandsangaben fragen Sie bitte persönlich oder telefonisch am Informationsschalter der Bibliothek.

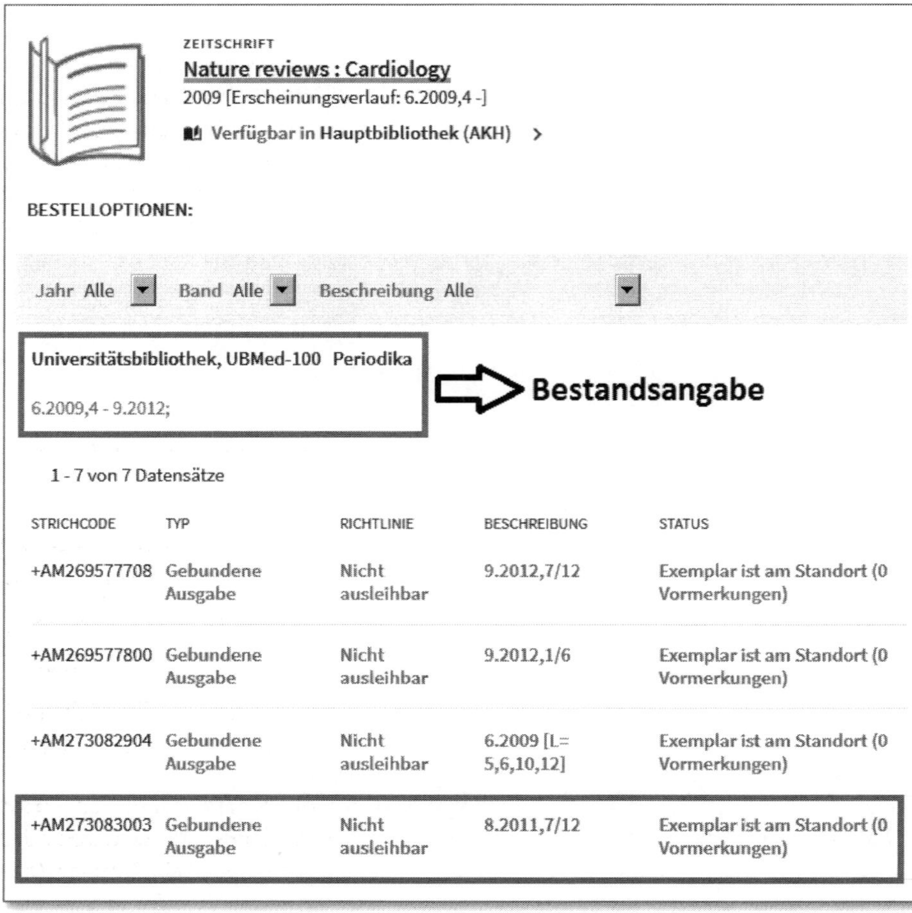

ZEITSCHRIFT

Nature reviews : Cardiology

2009 [Erscheinungsverlauf: 6.2009,4 -]

Verfügbar in Hauptbibliothek (AKH) >

BESTELLOPTIONEN:

Jahr Alle Band Alle Beschreibung Alle

Universitätsbibliothek, UBMed-100 Periodika

6.2009,4 - 9.2012;

Bestandsangabe

1 - 7 von 7 Datensätze

STRICHCODE	TYP	RICHTLINIE	BESCHREIBUNG	STATUS
+AM269577708	Gebundene Ausgabe	Nicht ausleihbar	9.2012,7/12	Exemplar ist am Standort (0 Vormerkungen)
+AM269577800	Gebundene Ausgabe	Nicht ausleihbar	9.2012,1/6	Exemplar ist am Standort (0 Vormerkungen)
+AM273082904	Gebundene Ausgabe	Nicht ausleihbar	6.2009 [L= 5,6,10,12]	Exemplar ist am Standort (0 Vormerkungen)
+AM273083003	Gebundene Ausgabe	Nicht ausleihbar	8.2011,7/12	Exemplar ist am Standort (0 Vormerkungen)

Laut dieser Bestandsangabe hat die Bibliothek die gedruckte Version der Zeitschrift *Nature Reviews Cardiology* ab dem Jahr 2009, Band 6, Heft 4, bis zum letzten Heft des Bandes 9 aus dem Jahr 2012. Ein Vergleich mit der Quellenangabe des gesuchten Artikels (*Nat Rev Cardiol. 2011 Aug 30;8(11):612*) zeigt, dass dieser in gedruckter Form zur Verfügung steht. Unter der Bestandsangabe sind hier noch Informationen zu den archivierten Heften zu finden. Die Kombination „8.2011,7/12" bedeutet, dass in dieser Bindeeinheit die gedruckten Hefte 7 bis 12 des Jahres 2011, das ist das Volume 8, vereint sind.

Die Printzeitschriften sind in der Bibliothek aufgestellt und zugänglich, geordnet nach dem Namen der Journale, wobei ein eventuell vorhandener Artikel (Der, Die, Das, The) am Namensanfang nicht berücksichtigt wird. Der diensthabende Bibliothekar hilft gerne weiter, sollte es Schwierigkeiten bei der Suche geben. Nachdem anhand der Quellenangabe der Artikel in der Zeitschrift gefunden wurde, kann dieser in der Kopierzone der Bibliothek kopiert, oder an Ort und Stelle gelesen werden. Eine Entlehnung der gedruckten Zeitschriften ist nicht möglich.

Der Literaturlieferdienst hilft weiter

Ist der Volltext in elektronischer Form nicht zu bekommen, hilft der Literaturlieferdienst der Universitätsbibliothek weiter. Das ist viel kostengünstiger als eine Direktzahlung an den Verlag mit Kreditkarte auf den Internetseiten der Zeitschriften. Für jeden bestellten Artikel, der sich nicht im Bestand der Bibliothek befindet, werden Studierenden und Angehörigen der Medizinischen Universität Wien zumeist 10€ verrechnet. Der gedruckte Volltext wird dann innerhalb einer Woche per Post oder via Fax zugestellt, kann aber auch im Lesesaal der Bibliothek im AKH abgeholt werden. Bei privaten Bestellungen erfolgt die Bezahlung mit einem Erlagschein, der separat zugeschickt wird. Institutionelle Order können auch über eine MUW-Kostenstelle abgerechnet werden. Die Zustellung einer PDF-Datei via E-Mail ist wegen des strengen Urheberrechts in Österreich leider nicht erlaubt.

Das folgende Beispiel erklärt die notwendigen Schritte einer Online-Bestellung, ausgehend von einem Literaturzitat aus PubMed:

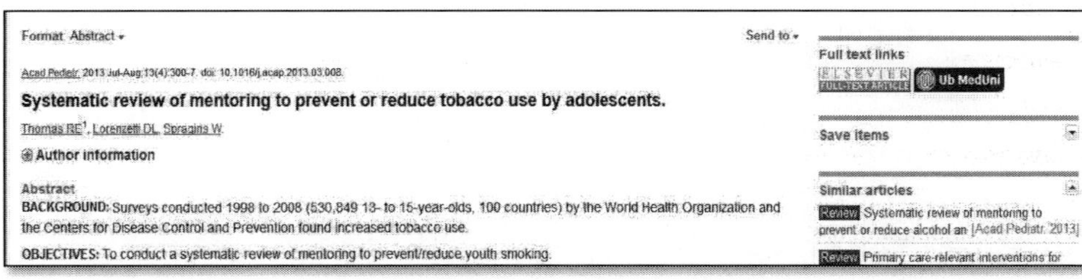

Über den Bibliotheksbutton „Ub MedUni“ wird das Linking-Menü aufgerufen. Für diesen Zeitschriftenartikel verfügt die Universitätsbibliothek keinen Zugang, daher wird auch „No full text available“ angezeigt. Eine Abfrage in der elektronischen Zeitschriftenbibliothek zeigt, dass das e-Journal mit einer roten Ampel versehen ist, die Zeitschrift nicht lizensiert wurde und somit online nicht zugänglich ist.

No full text available

===== **Additional services:** =====

- Elektronische Zeitschriftenbibliothek der MedUni Wien
  * oder Uni Wien
  * oder VetMed Wien
  * oder FH Campus Wien
  INFO: Suche nach diesem eJournal in verschiedenen Bibliothekskatalogen
  Der Zugang zum Volltext ist nur am jeweiligen Uni-Campus möglich!

- Literaturlieferdienst UBMed
  INFO: Link zum Bestellformular der Bibliothek (kostenpflichtig).

- Zitierungen SCOPUS
  INFO: Sucht den Artikel in der Datenbank SCOPUS und zeigt die Anzahl der Zitierungen an

- Zitierungen Web of Science
  INFO: Sucht den Artikel in der Datenbank Web of Science und zeigt die Anzahl der Zitierungen an

- Impact Factor IF
  INFO: Suche nach dem IF der Zeitschrift in der Datenbank "Journal Citation Report"

- Google Scholar
  INFO: Suche in Google Scholar mit dem Titel des Artikels.

- Feedback an die UBMed
  INFO: Link zum Webformular für Feedback an die Universitätsbibliothek der MedUni Wien

Ist der Artikel aber für die eigene Arbeit sehr wichtig, so ist der Literaturlieferdienst eine rasche und günstige Alternative. Über den Link Literaturlieferdienst der UBMed wird das Formular einer Normalbestellung aufgerufen. In diesem werden die Bestellinformationen über den gewünschten Artikel eingetragen, sowie die Daten für Versand und Bezahlung:

Angestellte oder Studierende der MedUni Wien *	(•) Ja (MedUni Wien- bzw. Students-MedUni Wien E-Mail-Adresse gilt als Identifikation) ( ) Mitglied Alumni Club seit (JJJJ) : [ ] ( ) Nein
Gewünschte Übermittlungsform	Bitte auswählen ...
Alternative Übermittlungsform	Bitte auswählen ...
Bestellform	Normalbestellung
Evidenz *	( ) Ja (•) Nein Hilfe!
Zeitschrift *	Academic Pediatrics
ISSN	
Jahr *	2013
Band *	13
Heft	4
Seite *	300-7
Verfasser	Thomas RE
Aufsatztitel	Systematic review of mentoring to prevent or r
Standort	
Kommentar	

Der Besteller bzw. die Bestellerin verpflichtet sich, das Urheberrechtsgesetz einzuhalten und die Tarife sofort nach Erhalt der Rechnung zu begleichen.

Nachname/AbsenderIn *	
Vorname *	
Titel	
Klinik / Institut / Firma / Organisation	
Straße *	
PLZ, Ort *	
Telefon *	
Fax	
E-Mail Adresse *	@meduniwien.ac.at

Preisgrenze	keine
Bezahlung*	( ) privat zu begleichen Bitte Rechnungsadresse angeben (muss Privatadresse sein, keine Institutsadresse) Straße * [ ] PLZ/Ort * [ ] ( ) über ein Buchhaltungskonto der zu begleichen ( ) über die Kostenstelle (Nummer) [ ] der Organisationseinheit ( ) über die Projekt-/Auftragsnummer [ ] der , ProjektleiterIn [ ] *Im Falle der Abrechnung bestätigt der Besteller, dass er von dem/der OrganisationsleiterIn/ProjektleiterIn ermächtigt wurde*

Daten für die nächste Bestellung merken ☑

Ich akzeptiere die rechtlichen Rahmenbedingungen* ☐

Vergessen Sie nicht, das ausgefüllte Formular abzusenden!

[An Fernleihe senden] [Formular löschen]

Die Bestellung geht direkt an den Literaturlieferdienst der Universitätsbibliothek. Bei Nachfragen oder Lieferproblemen wird man per E-Mail kontaktiert.

Pay-Per-View

Ein Weg ist selbstverständlich der direkte Erwerb des Artikels beim Verlag, dem sogenannten Pay-Per-View. In PubMed befindet sich der direkte Link zum Verlag, wo nach einer Registrierung der Zugang zum gewünschten Artikel sofort erworben werden kann. Kostengünstiger, wenn auch etwas langsamer, ist in den meisten Fällen der Literaturlieferdienst der Universitätsbibliothek.

Im Folgenden ein Beispiel, ausgehend von einem Literaturzitat aus PubMed. Die Zeitschrift „Evidence Based Dentistry" ist über die Bibliothek elektronisch nicht erhältlich.

Der Verlagsbutton führt zur Homepage der Zeitschrift und zur Zusammenfassung des Artikels. Gleichzeitig tauchen am Bildschirm Hinweise über die Kaufoptionen des Volltextes auf. Für den Kauf ist eine persönliche Registrierung beim Verlag notwendig. Die Bezahlung erfolgt via Kreditkarte.

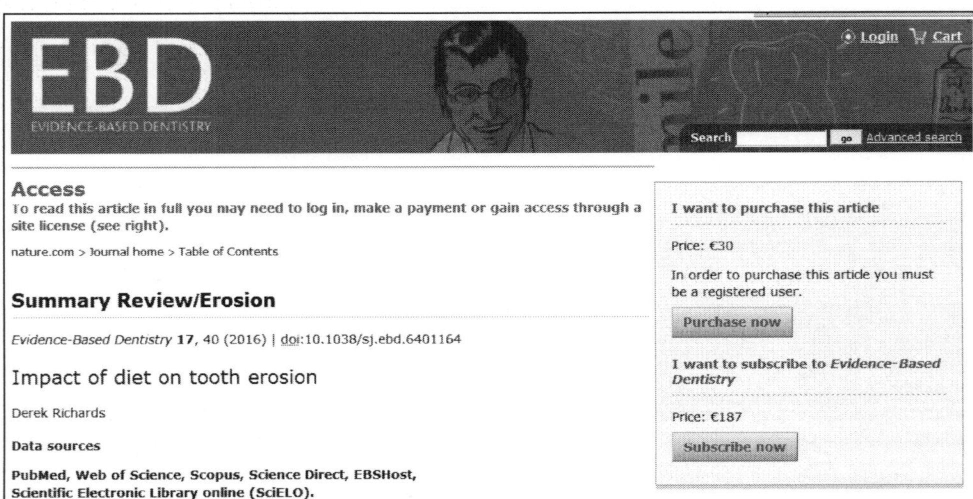

Literaturverwaltung

Von Walter Gall

Lernziele

- Qualitätskriterien für die Formatierung von Referenzen kennen;
- mit Exportformaten von Literaturdatenbanken und
- und Formatierungsstilen für Referenzen vertraut sein;
- die Funktionen von Literaturverwaltungsprogrammen kennen;
- das Programm EndNote verwenden können.

Motivation zur Computerunterstützung

Qualität der Formatierung von Referenzen

Die Qualität der Formatierung der Referenzen ist ein Aushängeschild für die Qualität einer wissenschaftlichen Arbeit!

Referenzen stellen in einer wissenschaftlichen Arbeit, neben Abbildungen und Tabellen, Zusatzinformation zum Text dar. Bei ihrer Verwendung müssen neben inhaltlichen Kriterien für das richtige Zitieren anderer Arbeiten (siehe Kapitel „Richtig zitieren") auch technische Kriterien bei der Formatierung beachtet werden (Richtlinien findet man zum Beispiel bei Mimi Zeiger, Essentials of Writing Biomedical Research Papers, McGraw-Hill, 1999.)

Referenzen unterschiedlicher Publikationstypen besitzen (neben immer vorkommenden Feldern wie z.B. Titel und Jahr) unterschiedliche Felder:

- Journalartikel: z.B. Band, Heft
  - z.B. "Lefebvre, L. and D. Sol, Brains, lifestyles and cognition: Are there general trends? Brain, Behavior and Evolution, 2008. 72(2): p. 135-144."
- Bücher: z.B. Editor, Verlag
  - z.B. "Pepperberg, I.M., The Alex studies: Cognitive and communicative abilities of grey parrots. 1999, Cambridge, Mass.: Harvard University Press."
- Internetressourcen: z.B. URL, Zugriffsdatum
  - z.B. "EUROBATS Secretariat. EUROBATS: The Agreement on the Conservation of Populations of European Bats. 2004 [cited 2019 April 1]; Available from: http://www.eurobats.org."

Als Mindestanforderung soll jeder Publikationstyp in einer Arbeit einheitlich formatiert werden.

Die Literaturangaben sollen vollständig sein und die Formatierungen sollen bis ins Detail konsequent in der gesamten Arbeit eingehalten werden, z.B.:

- die Reihenfolge der Felder: z.B. das Publikationsjahr steht (pro Publikationstyp) immer an der gleichen Stelle,
- die Satzzeichen: z.B. es wird immer ein Punkt nach dem Titel verwendet und kein Strichpunkt,
- die Namen der Autoren: z.B. es wird immer nur das Initial des ersten Vornamens verwendet.

Unterschiedliche Formate der Referenzen

Die Anforderungen bestehen im Wesentlichen darin, dass sowohl bei den Referenzquellen als auch bei der Anwendung in Publikationen unterschiedlichste Formate verwendet werden:

a) Referenzquellen: Literaturdatenbanken haben unterschiedliche Exportformate für Referenzen.

b) Anwendung: Journale und Kongresse haben unterschiedliche Formatierungsregeln für Referenzen.

Computerunterstützung

Literaturverwaltungsprogramme (oder auch Referenzmanager) unterstützen vor allem bei den oben genannten Anforderungen:

a) Referenzquellen: vorbereitete Importfilter und Datenbankschnittstellen unterstützen beim Import von Referenzen aus Literaturdatenbanken.

b) Anwendung: vorbereitete Formatierungsstile unterstützen bei der Formatierung von Referenzen in der Publikation entsprechend den Vorgaben der Journale.

Mit einem Literaturverwaltungsprogramm können Sie eine Literaturdatenbank führen. Sie ist ein elektronisches Verzeichnis aller von Ihnen bereits gelesenen, bearbeiteten und/oder in Erwägung gezogenen Artikel. Bevor Sie beginnen, sollten Sie sich überlegen ob Sie damit die Verwaltung von Literatur für Sie persönlich oder im Rahmen Ihrer Arbeitsgruppe organisieren möchten. Bedenken Sie bitte, dass mehrere Mitglieder einer Arbeitsgruppe zahlreiche Artikel gemeinsam zitieren und benutzen, wodurch sich möglicherweise Synergieeffekte ergeben. Andererseits erfordert die gemeinsame Nutzung einer Literaturdatenbank einen gewissen Organisationsaufwand.

Referenzquellen

Herunterladen von Referenzen

Die meisten Referenzquellen (Literaturdatenbanken wie Medline) bieten einen Download der Referenzen an. Es sollte immer diese Möglichkeit zum Download genutzt werden. Eventuell erforderliche manuelle Eingaben sind mit größtmöglicher Genauigkeit durchzuführen - sie führen oft zu Fehlern!

Wichtig ist, dass von jeder Quelle die Referenzen im angebotenen Datenbankformat heruntergeladen werden und nicht in einem normalen Textansichtsformat. In diesen Datenbankformaten ist jedes einzelne Feld einer Referenz mit einem Feldnamen (Tag) gekennzeichnet (z.B. „TI“ für den Titel). Dadurch kann ein Literaturverwaltungsprogramm beim Import den Beginn und das Ende sowie jedes einzelne Feld innerhalb einer Referenz identifizieren.

Es gibt sehr viele unterschiedliche Datenbankformate. Sie unterscheiden sich oft nur in Details. Beim Import in ein Literaturverwaltungsprogramm muss aber das Importfilter mit dem Exportformat der Literaturdatenbank übereinstimmen damit es nicht zu Fehlern kommt.

Einige Datenbankformate haben sich als „Standard“ etabliert und werden von den meisten Literaturverwaltungsprogrammen erkannt. Ein standardisiertes Exportformat ist zum Beispiel das Format „RIS“ (Research Information System).

Der Artikel „T Beale: *Archetypes and the EHR*. In: *Stud Health Technol Inform*, 96/2003, S. 238–244“ würde im Format „RIS” so aussehen:

```
TY  - JOUR
TI  - Archetypes and the EHR
AU  - Beale, T
PY  - 2003
SP  - 238
EP  - 244
JO  - Stud Health Technol Inform
VL  - 96
ER  -
```

Die Referenz beginnt mit dem Tag „TY“ (Type of reference) und endet mit dem Tag „ER“ (End of Reference) um das Ende der Referenz zu kennzeichnen.

Literaturdatenbanken bieten oft mehrere Exportformate an (ihr eigenes Format, Standardformate und/oder Formate für häufig verwendete Literaturverwaltungsprogramme).

Herunterladen aus Pubmed

Ein in PubMed (http://pubmed.gov) gefundener Artikel (siehe Kapitel „Medizinische Informationssuche") muss für die Verwendung in einem Literaturverwaltungsprogramm im Format „MEDLINE" heruntergeladen werden (und nicht in einem normalen Textansichtsformat wie z.B. „Summary").

In der Ergebnisliste wählen Sie die gewünschten Artikel aus (Checkboxen) und wählen unter „Send to" die Destination „File" und das Format „MEDLINE" aus. Durch einen Klick auf „Create File" speichern Sie die Referenzen im Datenbankformat „Medline" als Textdatei. Die Referenzen in dieser Textdatei können dann mit einer Importfunktion in ein Literaturverwaltungsprogramm übernommen werden.

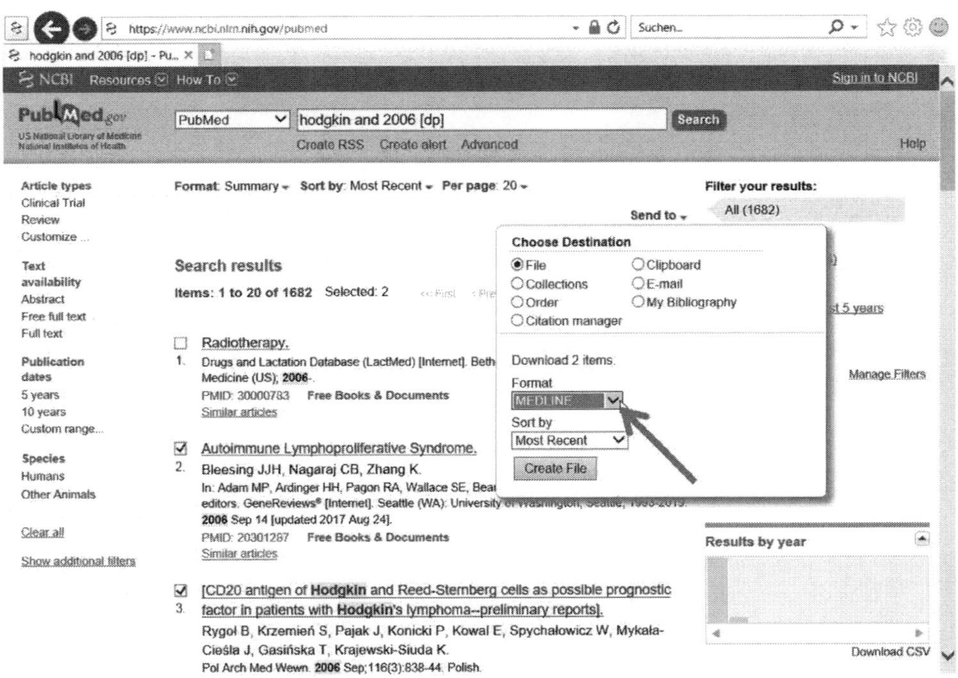

Direkte Übernahme aus Pubmed in ein Literaturverwaltungsprogramm

Zusätzlich zur dieser herkömmlichen Variante des Downloads einer Textdatei (das die Referenzen im Format „Medline" enthält), bietet PubMed auch eine Funktion zur direkten Übernahme von Referenzen in Literaturverwaltungsprogramme wie EndNote an.

Für diese direkte Übernahme muss das entsprechende Literaturverwaltungsprogramm geöffnet sein. Dann wird mit „Send to“ die Destination „Citation manager“ gewählt und mit dem Button „Create File“ die ausgewählten Referenzen direkt in das entsprechende Programm übernommen.

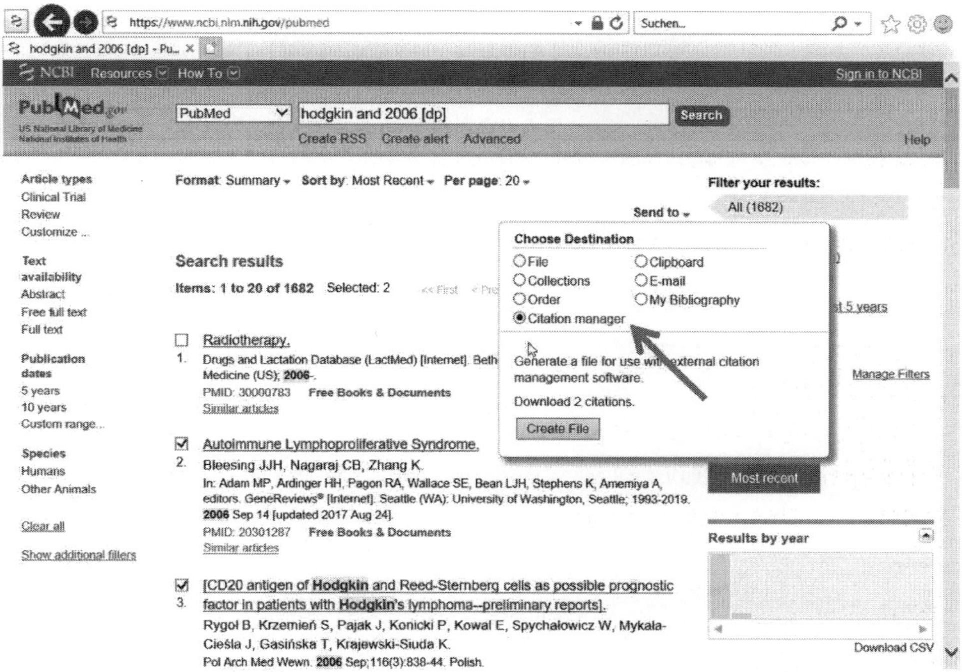

Herunterladen aus dem Bibliothekenverbund

Die Referenzen, der im Bibliothekenverbund (http://www.obvsg.at) gefundenen Dokumente (Bücher, Dissertationen, etc.) können in unterschiedlichen Formaten exportiert werden. Ein Standard ist das Format „RIS“. Das exportierte File kann in EndNote mit dem Filter „RefMan RIS“ importiert werden.

> **DATEN-DOWNLOAD FÜR LITERATURVERWALTUNGSSYSTEME**
>
> Rechercheergebnisse aus der Verbundsuchmaschine können auf einfache Weise in Literaturverwaltungsprogramme übernommen werden. Wählen Sie dazu das RIS-Format, das von einer Reihe von Programmen (Reference Manager, EndNote, ProCite, RefWorks, Citavi, Zotero usw.) akzeptiert wird.
>
> Um die Datei im RIS-Format herunterzuladen, klicken Sie bitte beim gewünschten Titel auf "Details". Unter "Aktionen" können Sie anschließend "RIS-Export" wählen.

Für Benutzer des Programms EndNote wird eine zusätzliche Möglichkeit angeboten, der Export nach EndNote Web (die Webversion von EndNote).

Standorte
Details
Buchvorschau
Share
Aktionen
Zum e-Shelf hinzufügen
E-Mail
Drucken
Zitat
EasyBib
EndNote Web
Delicious
RIS Export
RefWorks
BibTex
BibTeX exportieren
Links
Link zum Inhaltsverz
Titel: Medical statistics at a glance
Person/Institution: Petrie, Aviva [VerfasserIn]; Sabin, Caroline [VerfasserIn]
Verantwort.angabe: Aviva Petrie ; Caroline Sabin
Schlagwörter: Medical statistics; Medizinische Statistik
RVK: XF 3300
Ausgabe: 3. ed.
Art/Umfang/Format: 180 S., graph. Darst.
Verknüpfte Titel: At a glance series
Ort/Verlag: Oxford : Wiley-Blackwell
Jahr/Datierung: 2009
Sprache: Englisch

Herunterladen aller Zitate eines Artikels

Neben Medline stellen viele weitere Onlineservices (z.B. von Verlagen) wichtige Quellen zum Download von Referenzen (und Volltextartikel) dar (http://www.sciencedirect.com, http://www.nature.com).

Wie in der folgenden Abbildung gezeigt, wird manchmal zum Download der Referenz zu einem ausgewählten Artikel zusätzlich auch der Export aller in diesem Artikel zitierten Referenzen (gesamte Referenzliste) zum Download angeboten.

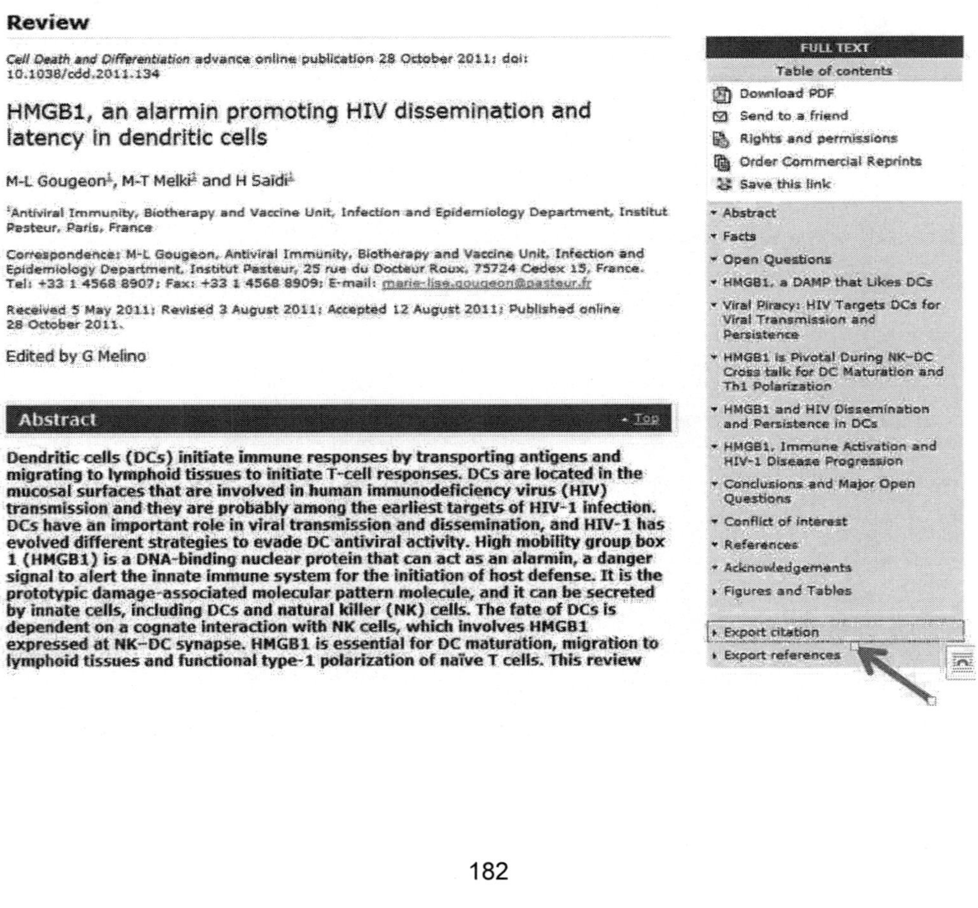

Formatierungsstile

Es gibt sehr viele unterschiedliche Formatierungsmöglichkeiten für Referenzen. Einige häufig verwendete Formatierungsstile haben sich in gewissen Fachbereichen als Standardformate etabliert, wie z.B. APA, Chicago, Harvard, IEEE, Vancouver (https://www.cite.auckland.ac.nz/3_1.html).

Gute Journale und Tagungen geben exakte Vorgaben wie die Referenzen zu formatieren sind. Eine Sammlung dieser „instructions to authors" für medizinische Journale findet man z.B. unter http://mulford.utoledo.edu/instr/.

Diese Vorgaben können sehr variieren. Zum Beispiel wird „et al." im Journal „Genes to Cell" erst ab 15 Autoren angewendet. Sehr oft unterscheiden sich die Formate auch nur in Details (z.B. Strichpunkt oder Punkt nach einem Feld).

Es gibt zwei Hauptvarianten der Formatierung, „Autor + Jahr" und „Nummeriert", die nachfolgend an Hand der zwei standardisierten Stile „Harvard" und „Vancouver" gezeigt werden.

Formatierungsstil Harvard

Beim Formatierungsstil Harvard (http://libweb.anglia.ac.uk/referencing/harvard.htm)

- enthalten die Zitate im Text den Namen des Erstautors und das Publikationsjahr, und
- die Referenzliste ist nach den Erstautoren alphabetisch sortiert.

Beispiel mit zwei im Stil Harvard formatierten Zitaten:

„...bei der Analyse von Zeitverläufen (Shahar and Combi, 1998). Im System WAREL (Dorda, 1990) werden ..."

References:

Dorda, W. 1990. Data-screening and retrieval of medical data by the system WAREL. Methods Inf Med, 29, 3-11.

Shahar, Y. & Combi, C. 1998. Timing is everything. Time-oriented clinical information systems. West J Med, 168, 105-13.

Formatierungsstil Vancouver

Beim Formatierungsstil Vancouver (http://www2.le.ac.uk/library/help/citing/vancouver-numbered-system/vancouver-numbered-system) werden

- für die Zitate im Text laufende Nummern entsprechend ihrem ersten Auftreten vergeben, und
- die Referenzliste ist nach diesen Nummern sortiert.

Das Beispiel von oben mit denselben Zitaten, nur im Stil Vancouver formatiert.

„...bei der Analyse von Zeitverläufen (1). Im System WAREL (2) werden ...“

References:

1. Shahar Y, Combi C. Timing is everything. Time-oriented clinical information systems. West J Med. 1998;168(2):105-13.
2. Dorda W. Data-screening and retrieval of medical data by the system WAREL. Methods Inf Med. 1990;29(1):3-11.

Es ändert sich sowohl die Formatierung der Zitate im Text als auch die Formatierung der Referenzen in der Referenzliste.

Literaturverwaltungsprogramme

Literaturverwaltungsprogramme dienen als „private“ Literaturdatenbank. Sie unterstützen vor allem

- beim Importieren von Referenzen aus Literaturdatenbanken und
- beim Formatieren der Referenzen in der Publikation.

Es gibt sehr viele Softwareprodukte (Citavi, EndNote, Reference Manager, Zotero, usw.). Eine Zusammenstellung mit den Beschreibungen findet man z.B. unter http://wiki.services.openoffice.org/wiki/Bibliographic_Software_and_Standards_Information Die Produkte unterscheiden sich bei den Funktionsdetails, beim Preis und den unterstützten Betriebssystemen und Textverarbeitungsprogrammen.

Zum ständig wachsenden Funktionsumfang der Programme gehört, neben der Literaturverwaltung, vor allem die Integration mit Textverarbeitungsprogrammen. Zum Beispiel arbeitet EndNote sehr gut mit Word zusammen oder BibTex basierte Programme mit LaTex.

Programm EndNote

Im Weiteren wird die Software EndNote (http://www.endnote.com) verwendet. Sie dient als Beispiel. Andere Literaturverwaltungsprogramme bieten ähnliche Funktionalitäten.

Programmfunktionen

EndNote unterstützt folgende Tätigkeiten während des Publizierens:

- Importieren von Referenzen durch hunderte vorbereitete „**Importfilter**“ (Funktion „File > Import > File…“).
- Onlinerecherchen in Literaturdatenbanken direkt aus EndNote durch hunderte vorbereitete „**Datenbankschnittstellen**“ (Funktion „Tools > Online Search…“).
- Generieren von Referenzen aus Artikel, die im Format PDF vorliegen (Funktion „File > Import > Folder…“).
- Suche nach Volltexten zu bereits gespeicherter Referenzen durch die Funktion „Find Full Text“.
- Formatieren der Referenzen im Artikel durch hunderte „**Formatierungsstile**“ (Funktion „Tools > Cite While You Write > Format Bibliography...)
- Export einer Referenzliste als HTML-File (Funktion „File > Export…“), z.B. für die eigene Homepage.
- Verwaltung von Referenzen unterschiedlicher Publikationstypen (Journalartikel, Bücher, Internetressourcen etc.).
- Verwalten von Volltexten und diverser Filetypen, z.B. von Bildern.
- Zugriff auf die Literaturquellen durch die Verwaltung von Internetadressen im Feld „URL“.
- Arbeiten im Team durch die Webversion „EndNote Web“. Die Berechtigungen für den Zugriff auf Referenzen (lesend, schreibend) erfolgt über e-Mail-Adressen.
- Vorformatierung von Journalartikel durch hunderte Templates für viele Journale (Funktion „Tools > Manuscript Templates…“).
- Hinzufügen von eigenen Keywords zusätzlich zu den automatisch importierten.
- Hinzufügen von Kommentaren zu Referenzen.
- Gliederung der Referenzen durch das Verwalten in Gruppen (Funktion „Groups“). Neben statischen Gruppen können auch dynamische (Smart Groups) generiert werden.

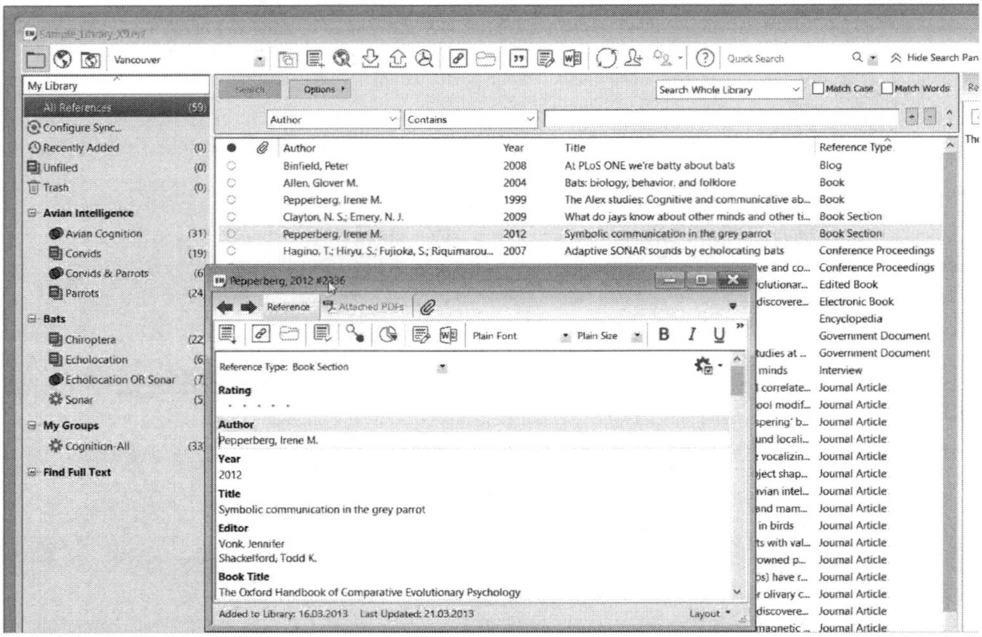

Neben den hier angeführten Punkten bietet EndNote weitere Funktionen und durch Benutzer veränderbare Programmeinstellungen an (wie z.B. das Vermeiden von Duplikaten beim Import).

Referenzen in EndNote importieren

Für den Import von Referenzen gibt es grundsätzlich drei Möglichkeiten:

a) Import von zuvor als Textfile runtergeladener Referenzen mit Hilfe eines Importfilters (import filter).

   Ein Vorteil dieser Variante liegt in der Möglichkeit, die heruntergeladenen Referenzen im Textfile kontrollieren zu können, wenn beim Import in EndNote etwas nicht funktionieren sollte (z.B. ein Feld fehlt).

b) Direkter Import aus einer Onlinedatenbank (wenn diese die Funktion zur Verfügung stellt).

   Manche Literaturdatenbanken bieten diese direkte Downloadmöglichkeit ohne Zwischenfile an. Zum Beispiel können von PubMed Referenzen direkt in Literaturverwaltungsprogramme wie EndNote übertragen werden.

c) Direkter Import durch Zugriff auf Onlinedatenbanken aus EndNote mit Hilfe einer Datenbankschnittstelle (connection file).

   Diese Variante ist auch zeitsparend da nur ein Schritt durchgeführt werden muss. Sie ist aber erst zu empfehlen wenn die gleiche Onlinedatenbank häufig verwendet wird. Die Treffermenge einer Abfrageformulierung aus EndNote durchgeführt oder auf der Homepage einer Onlinedatenbank durchgeführt, kann unterschiedlich sein.

Zusätzlich zu diesen 3 Hauptmöglichkeiten des Imports durch den Zugriff auf Referenzen in Literaturdatenbanken, gibt es weitere Verfahren, wie:

- das Extrahieren von Referenzen aus Artikel die als PDF-File vorliegen,
- die Übernahme von Referenzen aus anderen Literaturverwaltungsprogrammen
- und natürlich die manuelle Eingabe von Referenzen.

Nachfolgend werden für Referenzen aus PubMed (Medline) die Möglichkeiten a) und c) zum Import gezeigt die immer zur Verfügung stehen. Die Möglichkeit b) wurde schon vorher gezeigt.

Heruntergeladene Referenzen importieren (a)

Importieren Sie die aus einer Literaturdatenbank (hier PubMed) als Textfile exportierten Referenzen in Ihre Datenbank mit „File > Import". Im Import Dialog müssen Sie das zu importierende File und das entsprechende Importfilter zu der Datenbank angeben, aus der Sie die Referenzen exportiert haben (hier PubMed).

Wählen Sie mit der Schaltfläche „Choose File..." das File mit den gespeicherten Referenzen aus und klicken Sie auf den Pfeil unter „Import Option:". Es wird eine Schnellauswahlliste mit voreingestellten und zuletzt verwendeten Filter angezeigt. Wählen Sie das gewünschte Filter aus wenn es in dieser Liste schon enthalten ist. Falls das Filter noch nicht angezeigt wird lassen Sie sich mit der Auswahl „Other Filters..." die Liste aller Filter anzeigen, wählen Sie ein Filter aus und kehren mit der Schaltfläche „Choose" zum Dialog „Import" zurück.

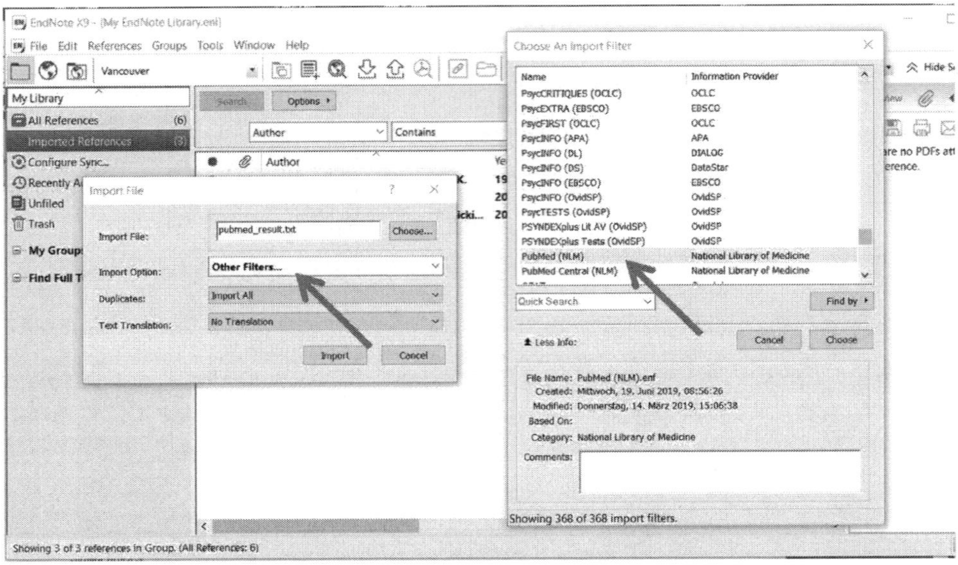

Direktes Importieren durch Onlinesuche (c)

Die Onlinesuche (Menü „Tools" > „OnlineSearch...") direkt aus EndNote stellt eine weitere schnelle Möglichkeit zum Import dar.

Wenn man die Onlinedatenbank (frei zugänglich wie z.B. PubMed oder mit User und Passwort) ausgewählt hat, steht ein Fenster zur Formulierung der Suchabfrage zur Verfügung. Die Trefferanzahl wird angezeigt und die importierten Referenzen werden in einer eigenen Gruppe pro Onlinedatenbank abgelegt.

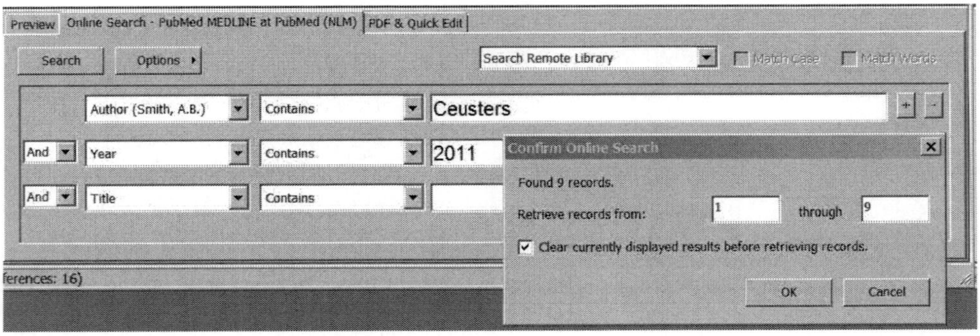

Zusammenwirken von EndNote und Word

Nach der Installation von EndNote erscheint in Word eine neue Registrierkarte „EndNote X9" die alle Funktionen im Zusammenwirken mit EndNote enthält.

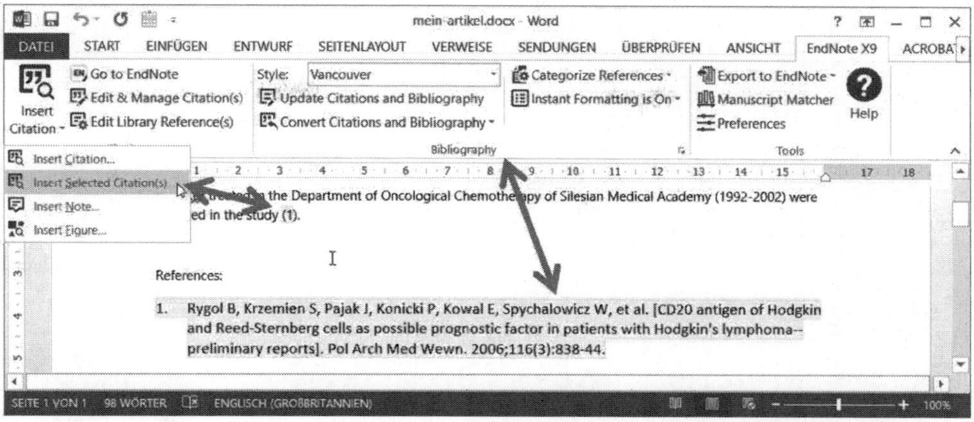

Die zwei wichtigsten Funktionen sind:

- Zitat(e) einfügen: man markiert in EndNote eine oder mehrere Referenzen, klickt dann in Word mit dem Cursor auf die Textstelle wo man zitieren möchte, und fügt die Referenz(en) durch den Befehl „Insert Selected Citation" ein. Hinweis: man kann Referenzen noch einfacher mit „Drag-and-Drop" aus EndNote in ein Word-Dokument ziehen.

- Referenzliste erstellen: Mit „Format Bibliography" und Auswahl des gewünschten Formats (entsprechend dem Journal bzw. den Instruktionen für Autoren) wird die Referenzliste generiert.

Überblick Arbeitsschritte

Die Abbildung zeigt die wichtigsten Arbeitsschritte von einer Literaturdatenbank wie Medline bis zur Publikation im Überblick:

- Suchen einer Referenz in einer Literaturdatenbank (1),

- Import der Referenzen: entweder durch Importieren von zuvor als Textfile runtergeladener Referenzen (2) mit Hilfe eines Importfilters (3) oder direktes Importieren durch Zugriff aus EndNote auf eine Datenbank bzw. durch eine Importfunktion aus einer Datenbank wie sie z.B. PubMed anbietet (2+3).

- Zitat(e) im Text einfügen (4).

- Referenzenliste generieren (5).

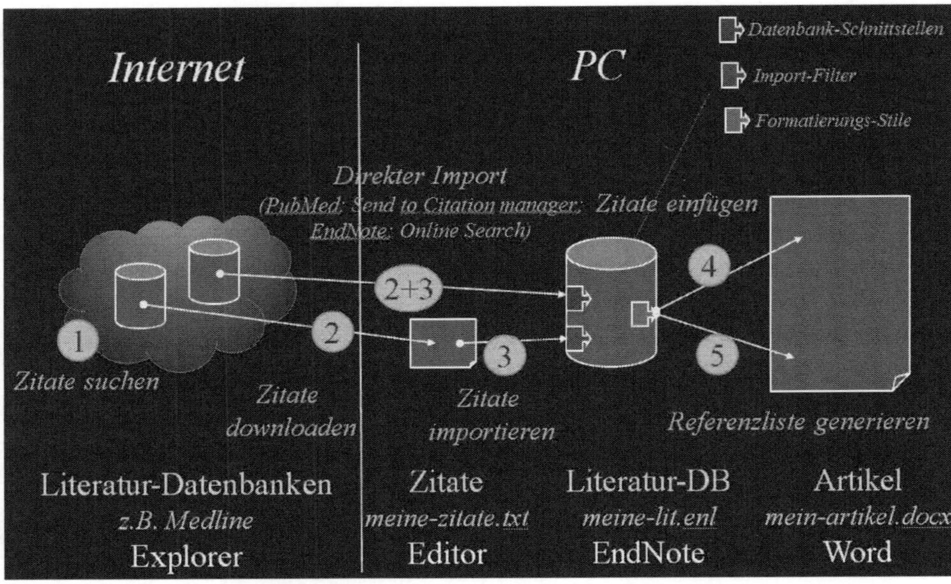

Schlussbemerkung

Nutzen Sie die Vorteile der Computerunterstützung durch ein Literaturverwaltungsprogramm (Zeitersparnis, Qualität) von Beginn ihrer wissenschaftlichen Arbeit an. Nehmen wir an, Sie haben in Ihrer Diplomarbeit die Referenzen nach einem bestimmten Stil formatiert und möchten die Ergebnisse auf einer Tagung präsentieren, bei der für die Manuskripte ein anderer Formatierungsstil verlangt wird. Das manuelle Umformatieren würde sehr viel Zeit in Anspruch nehmen und auch die Qualität würde vermutlich nicht passen. Eigentlich eine Tätigkeit, die Sie mit ein paar Klicks und in guter Qualität durchführen könnten.

Wahlpflichtseminare

Zusammenfassung von Werner Horn und Ernst Buchberger

Themenbörse

In einer Themenbörse wird jedes Studienjahr eine Vielzahl von Themen angeboten. Diese Lehrveranstaltungsangebote von Lehrenden der MedUni Wien ergänzen die in diesem Buch beschriebenen Inhalte. Die Studierenden absolvieren jeweils eine Lehrveranstaltung zur Vertiefung der methodischen Kenntnisse und zur Einarbeitung in die Grundlagen des wissenschaftlichen Arbeitens. Die Themen sind breit gestreut – im Vordergrund stehen die methodischen Aspekte des wissenschaftlichen Arbeitens, der thematische Inhalt bildet den Hintergrund. Da der erste Spezielle Studienmodul (SSM1) am Beginn des 3. Semesters abgehalten wird, sind die Themen auf einführendem Niveau angesiedelt.

Zielsetzung der Lehrveranstaltung

Die Studierenden sammeln erste praktische Erfahrungen mit Literatursuche, dem Lesen und dem Verfassen einer wissenschaftlichen Arbeit. Sie erlernen, wie ein wissenschaftliches Manuskript aufgebaut ist und wie ein Vortrag gestaltet wird. Die Studierenden erarbeiten dies durch Beschäftigung mit einem konkreten Thema: Sie suchen zu diesem Thema Literatur, erstellen eine Literaturliste, schreiben eine Zusammenfassung und präsentieren diese in einem kurzen Vortrag. Zur Erreichung dieses Zieles beträgt die Gruppengröße 15 Studierende.

Zeitliche Strukturierung des Wahlpflichtseminars

angeleiteter Unterricht	aS
Erläuterung des wissenschaftlichen Arbeitens und der Ziele (bezogen auf die Thematik des spezifischen Gebietes) Einführung in die Thematik Themenvorstellung und -vergabe Vorstellung der Zitierregeln	4–8
Betreuung bei der Literatursuche Hilfestellung bei der Erstellung der annotierten Literaturliste	4–5

Abgabe der Literaturliste Diskussion der Literaturliste (3 Std = 9 min/StudentIn) Einführung in das Verfassen einer wissenschaftlichen Arbeit Erläuterung der Anforderung an die Kurzfassung	4
Einführung in die effiziente Nutzung von EDV-Systemen zur Abfassung der Arbeit und zur Präsentation Diskussion thematischer Fragen Betreuung beim Erstellen der Kurzfassung	4–5
Diskussion thematischer Fragen Betreuung beim Erstellen der Kurzfassungen Abgabe der Kurzfassungen	4–5
Diskussion der Kurzfassungen (4 Std = 12 min/StudentIn) Einführung in Präsentationstechnik und Vortragsgestaltung	5
Betreuung bei der Vortragsvorbereitung	4–5
Vorträge der StudentInnen und Diskussion (15 min/StudentIn) Zusammenfassende Bewertung	5

Auswahl des Wahlpflichtseminars durch die Studierenden

Studierende können in einer Themenbörse ihre Präferenzen für ein bestimmtes Wahlpflichtfach mit „hoch", „mittel" oder „nieder" angegeben. Beim Zuteilungsverfahren wird versucht, jedem/r Studierenden ein Wahlpflichtfach seiner/ihrer Präferenz zuzuteilen. Dieses Verfahren funktioniert einigermaßen gut, solange die Präferenzen nicht deutlich schief verteilt sind. Dieses Problem ergibt sich üblicherweise dann, wenn Präferenzen nicht nach inhaltlichen Interessen, sondern auf Grund anderer Kriterien abgegeben werden, z.B. nur Präferenzen mit Linetag am Montag.

Die Autoren

Horn Werner, Ao. Univ.-Prof. DI Dr.
Curriculumkoordinator für Block 7 (SSM 1)
Institut für Artificial Intelligence and Decision Support, Zentrum für Medizinische Statistik, Informatik und Intelligente Systeme (CeMSIIS), Medizinische Universität Wien
Email: werner.horn@meduniwien.ac.at

Buchberger Ernst, Ass.-Prof. DI Dr.
Curriculumkoordinator für Block 7 (SSM 1)
Institut für Artificial Intelligence and Decision Support, Zentrum für Medizinische Statistik, Informatik und Intelligente Systeme (CeMSIIS), Medizinische Universität Wien
Email: ernst.buchberger@meduniwien.ac.at

Chiba Peter, Ao.Univ.-Prof. Dr.med.univ.
Institut für Medizinische Chemie und Pathobiochemie, Zentrum für Pathobiochemie und Genetik, Medizinische Universität Wien
Email: peter.chiba@meduniwien.ac.at

Dollfuß Helmut, Ing. Mag. MSc
Universitätsbibliothek der Medizinischen Universität Wien
Email: helmut.dollfuss@meduniwien.ac.at

Gall Walter, Ao. Univ.-Prof. Mag. Dr.
Institut für Medizinisches Informations-management, Zentrum für Medizinische Statistik, Informatik und Intelligente Systeme (CeMSIIS), Medizinische Universität Wien
Email: walter.gall@meduniwien.ac.at

Kundi Michael, Ao. Univ.-Prof. Dr.
Abteilung für Umwelthygiene und Umweltmedizin, Zentrum für Public Health, Medizinische Universität Wien
Email: michael.kundi@meduniwien.ac.at

Lackner Franz, Emer. Ao. Univ.-Prof. Dr,
Universitätsklinik für Anästhesie, Allgemeine Intensivmedizin und Schmerztherapie, Medizinische Universität Wien
Email: franz.lackner@meduniwien.ac.at

Miehl Marian, Mag. MSc
Universitätsbibliothek der Medizinischen Universität Wien
Email : marian.miehl@meduniwien.ac.at

Rinner Christoph, DI Dr.
Institut für Medizinisches Informations-management, Zentrum für Medizinische Statistik, Informatik und Intelligente Systeme (CeMSIIS), Medizinische Universität Wien
Email: christoph.rinner@meduniwien.ac.at

Skern Timothy, Ao. Univ.-Prof. Dr.
Abteilung für Molekulare Biologie, Zentrum für Medizinische Biochemie der Medizinischen Universität Wien
Email: timothy.skern@meduniwien.ac.at

Sönnichsen Andreas, Univ.-Prof. Dr.
Abteilung für Allgemein- und Familienmedizin, Zentrum für Public Health, Medizinische Universität Wien
Email: andreas.soennichsen@meduniwien.ac.at

Sycha Thomas, Ao. Univ.-Prof. Dr.
Universitätsklinik für Neurologie der Medizinischen Universität Wien
Email: thomas.sycha@meduniwien.ac.at

Trost Harald, Ao. Univ.-Prof. DI Dr.
Institut für Artificial Intelligence and Decision Support, Zentrum für Medizinische Statistik, Informatik und Intelligente Systeme (CeMSIIS), Medizinische Universität Wien

Index

N

O

P

Q

R

W

Z